DES SYSTÊMES
EN MÉDECINE,
ET DE LEUR INFLUENCE
SUR LE TRAITEMENT
DES MALADIES,

DISCOURS SERVANT D'INTRODUCTION AU COURS DE THÉRAPEUTIQUE ET DE MATIÈRE MÉDICALE, DE LA FACULTÉ DE MÉDECINE DE MONTPELLIER, POUR L'ANNÉE 1827;

PAR **F.-C. CAIZERGUES**,

PROFESSEUR, CORRESPONDANT DES ACADÉMIES ROYALES DE MÉDECINE DE PARIS, MADRID, ETC., ETC.

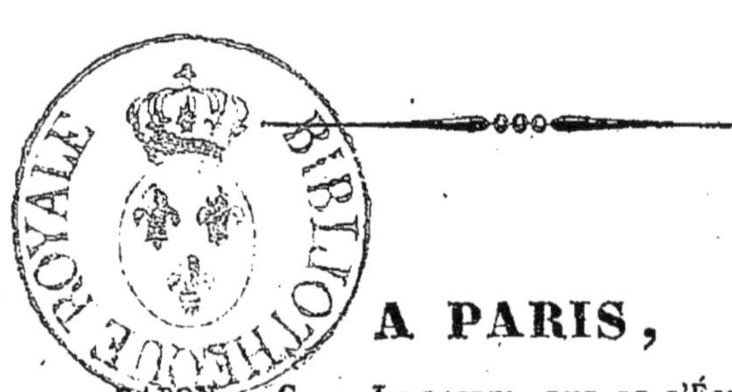

A PARIS,

CHEZ GABON ET COMP. LIBRAIRES, RUE DE L'ÉCOLE DE MÉDECINE,

ET A MONTPELLIER,

CHEZ { LES MÊMES LIBRAIRES,
SEVALLE, LIBRAIRE, GRAND'RUE, N.° 122.

1827.

MONTPELLIER, IMPRIMERIE DE M.me V.e PICOT, NÉE FONTENAY,
SEUL IMPRIMEUR DU ROI, PLACE LOUIS XVI, N.° 200.

DES SYSTÊMES
EN MÉDECINE,
ET DE LEUR INFLUENCE
SUR LE TRAITEMENT
DES MALADIES.

Messieurs,

Je me propose de vous présenter l'histoire des systêmes qui ont régné successivement en médecine, de déterminer l'influence qu'ils ont exercée sur la manière de traiter les maladies, et de vous démontrer la nécessité de ramener la Thérapeutique aux résultats immédiats de l'observation et de l'expérience.

L'intérêt que le sujet de ce discours, ou plutôt de cette introduction, aurait excité, à quelque époque qu'il eût été traité, doit s'accroître dans un temps où quelques novateurs, méprisant les utiles travaux des grands médecins qui nous ont devancés, prétendent avoir établi la science sur ses véritables fondemens, tandis qu'ils n'ont fait qu'enseigner des doctrines restreintes dans leurs vues générales, et nécessairement erronées, parce qu'elles ne reposent pas sur l'examen comparatif de l'universalité des faits observés dans les maladies et dans leur traitement.

Lorsque vous vous êtes livrés pour la première fois à l'étude de la médecine, vous avez été découragés, peut-être, par le nombre et par la diversité des systêmes qui se sont succédé avec rapidité dans cette science, et qui ont pu vous faire douter de la certitude de ses principes. Mais les systèmes servent à attester seulement, que le domaine de la médecine est grand, et que notre esprit est trop borné pour en embrasser toute l'étendue.

La science de la médecine est si vaste; les faits dont elle se compose sont si nombreux, si variés et si compliqués, qu'elle semble surpasser les forces de l'entendement humain. Aussi, n'a-t-elle pu être saisie dans ses détails et dans son ensemble, que par quelques hommes d'un génie extraordinaire, que la nature, avare, produit, de loin en loin, pour le renouvellement ou pour le perfectionnement des sciences.

C'est à ces deux causes: d'un côté, l'étendue, je dirai même l'immensité de la médecine; de l'autre, les bornes de notre intelligence, qu'on peut rapporter toutes les hypothèses médicales qui ont paru, et toutes celles qui doivent paraître encore.

Cependant, la connaissance des systèmes est de la plus grande utilité. Les systèmes sont autant de rayons de lumière qui viennent frapper successivement les différentes faces d'un objet, pour les éclairer et nous en faire apercevoir les moindres circonstances; en sorte que tous les systèmes réunis, et réduits à ce qu'ils ont de positif, peuvent nous offrir la collection des notions les plus précises et les plus complètes que nous possédions sur cet objet.

Nous devons étudier les systèmes, en médecins éclectiques; car chacun d'eux est fondé sur un certain nombre de faits vrais, et qui ont été observés, dans le principe, sans aucun esprit de secte.

Les vices des systèmes proviennent de ce que leurs inventeurs ont trop généralisé des faits, d'ailleurs, bien constatés; qu'ils ont rapproché de ces faits d'autres faits qui n'ont pas, avec les premiers, assez de points de contact pour leur être associés, et qu'ils ont même forcé leurs analogies.

Il résulte d'une étude critique des systèmes, l'avantage infiniment précieux de nous faire bien connaître toutes les circonstances des phénomènes sur lesquels ils reposent, et qui ont servi de base aux théories dont se compose chacun d'eux. On est, en effet, obligé de convenir qu'il n'y a pas eu de système, quelque vicieux ou défectueux qu'il ait été ; de quelque danger qu'il ait été suivi dans son application exclusive, indistincte et indéterminée, qui n'ait fourni à l'art des observations intéressantes, et des vues aussi saines qu'utiles dans certains cas.

Cette étude doit nous conduire à cette proposition générale et fondamentale de Thérapeutique :

On ne peut se former une idée parfaitement exacte de tous les états morbides, et déterminer avec précision toutes les indications curatives, qu'en choisissant, dans chaque systême, ce qu'il a de bien prouvé, et en rejetant les principes trop généraux et exclusifs, qui n'étant que le produit de l'imagination, ou le résultat de la combinaison de faits sans affinité entr'eux, ne peuvent servir de données positives au traitement des maladies.

En parcourant l'histoire de la médecine, il est aisé de se convaincre combien on s'est souvent éloigné des règles de la méthode de philosopher qu'on doit suivre dans cette science. De tout temps, on a raisonné avant d'avoir bien vu, et l'on a établi des principes avant d'avoir recueilli un nombre suffisant de faits qui vinssent se ranger sans effort sous ces principes. De là, les vices de la plupart des systêmes qui se sont partagé l'empire de la science.

Cette histoire démontre aussi, qu'on peut attribuer à deux causes, les vices de ces systèmes.

La première cause se trouve dans les applications que l'on a faites à la médecine, des connaissances fournies par des sciences qui lui sont étrangères.

La seconde cause provient de ce que l'on n'a choisi, dans les phénomènes propres au corps vivant, que des circonstances dont l'étendue n'est pas assez grande pour embrasser, dans leurs limites, tout ce qui se rapporte aux causes et aux curations des maladies.

Dans la première catégorie sont compris les systèmes qui ont cherché leurs moyens d'explication dans les dogmes philosophiques de leur temps et dans les sciences chimiques, physiques et mathématiques.

Dans la seconde, sont classés ceux qui ont pris pour base quelques phénomènes principaux de l'économie animale auxquels on a donné une extension qu'ils ne peuvent avoir.

Les systèmes des naturistes, des humoristes, des méthodistes, des solidistes; la théorie de l'excitabilité, celle du contre-stimulus; enfin, la doctrine physiologique rentrent dans cette classe.

Le traitement des maladies ayant toujours été déduit des idées vraies ou fausses que l'on s'est faites de leur nature, il est évident que les indications curatives ont dû être tirées des hypothèses qui se sont introduites dans la médecine. La

Thérapeutique a donc reçu des modifications plus ou moins grandes de l'influence des opinions médicales dominantes dans chaque siècle.

Nous avons dit, que la première cause des vices des systêmes en médecine, provient de ce qu'ils ont puisé dans des sciences qui lui sont étrangères, les raisonnemens et les explications qu'ils ont donnés des phénomènes observés dans l'état sain et malade.

Chaque siècle se distingue par un goût particulier qui dirige tous les esprits vers l'étude de certains objets. Les mêmes sciences ne sont pas cultivées de suite avec la même ardeur. Celles qui ont dominé quelque temps, sont remplacées par d'autres. Des découvertes sont faites; de nouvelles connaissances sont ajoutées aux anciennes. Dans ces études alternatives, toutes les sciences s'accroissent dans leur partie expérimentale; elles se perfectionnent dans leur partie dogmatique. Les médecins auraient-ils pu rester tranquilles spectateurs de tous ces mouvemens? Ils ont cherché à appliquer au sujet de leurs observations, des sciences dont ils voyaient les progrès s'étendre et les méthodes se perfectionner. La médecine a donc été assujettie, tour à tour, aux principes des sciences dominantes, et a revêtu la forme des divers systêmes qui ont joui de quelque célébrité dans le monde.

Dès le temps d'Hippocrate, la médecine était déjà

altérée par le mélange des systêmes physiques et philosophiques qui regnaient alors. Hippocrate aperçut tous les inconvéniens qui résultaient de cette association ; il prouva que le corps vivant suivait des lois spéciales, avait des mouvemens particuliers, et qu'il fallait se borner à étudier les phénomènes qu'il présente, sans chercher à les deviner par de vaines hypothèses. Il ramena la médecine dans le cercle des faits qui lui sont propres, et qui peuvent seuls fournir des résultats généraux sur la connaissance de l'homme malade, et des méthodes curatives véritablement utiles (1).

Mais la route que le vieillard de Cos avait tracée et parcourue le premier, fut abandonnée jusqu'à Galien, qui fit d'inutiles efforts pour la reprendre. La médecine fut occupée jusqu'à cette époque par un grand nombre de systêmes, parmi lesquels ceux d'Asclépiade et des méthodistes se font surtout remarquer.

Asclépiade.

ASCLÉPIADE transporta dans la médecine la philosophie de Démocrite, la philosophie corpusculaire ou des atomes, qu'Épicure avait développée et rendue plus complète, et que Lucrèce venait de faire revivre en l'embellissant des charmes de la poésie. Asclépiade puisa dans cette philosophie les principes de sa théorie. Il expliquait tout par le moyen de petits corps et de petits pores. Il rejetait tout

(1) Barthez, Discours sur le génie d'Hippocrate.

mouvement autocratique de la nature dans les maladies; il se moquait des idées du vieillard de Cos sur ces mouvemens, sur la coction, sur les crises; il appelait la médecine d'Hippocrate, une méditation sur la mort.

Asclépiade supposait le corps de l'homme composé de petits corps d'une figure différente, qui laissent entre eux des pores ou espaces qui sont eux-mêmes de forme et de grandeur diverses. Ces pores contiennent d'autres petits corps ou d'autres matières qui, y passant et repassant sans cesse, y éprouvent une sorte de circulation (1).

La santé dépendait de la juste proportion Συμμετρια des pores avec les matières qu'ils reçoivent, et auxquelles ils donnent passage.

La maladie résultait, au contraire, de la disproportion αμετρία entre les mêmes pores et ces matières.

Asclépiade attachait beaucoup d'importance dans l'étiologie des maladies, à l'obstacle que peuvent rencontrer les atomes, et à la stase qui en provient, ἔνστασίς.

Cette hypothèse s'accordait avec l'opinion d'Erasistrate, qui déduisait l'origine des maladies de l'affection des solides et de l'épanchement des fluides παρεμπτωσις (2).

---

(1) Histoire de la médecine par Daniel Le Clerc, seconde partie, liv. III, chap. VI, p. 398.

(2) Histoire de la médecine par Kurt Sprengel, t. II, sect. 5, chap. I.

Asclépiade en tirait la même conséquence que le médecin d'Alexandrie; celle que les humeurs sont le siége, non de la cause prochaine, mais seulement de la cause occasionelle des maladies, à la production desquelles elles ne peuvent contribuer que d'une manière indirecte.

Cette hypothèse de la stase, reproduite par les médecins mécaniciens, est devenue la principale base de la théorie qu'ils ont donnée de l'inflammation, de la fièvre et des autres maladies. Tant il est vrai que la faiblesse de notre esprit nous ramène souvent dans le cercle resserré de quelques idées, d'où nous avons peine à sortir.

L'énoncé des principes sur lesquels repose la doctrine d'Asclépiade suffit, sans doute, pour vous faire préjuger le peu de progrès que dut faire, à cette époque, le traitement des maladies. Il est évident qu'une Thérapeutique établie sur une étiologie aussi hypothétique, ne pouvait présenter que des vues ou fausses, ou extrêmement bornées.

Les maladies, ne reconnaissant d'autre cause que l'obstacle que rencontraient les atomes et la stase qui en provenait, le médecin de Pruse se proposait seulement de rendre les pores plus ouverts, et de faire circuler plus librement les sucs et les petits corps qui entretenaient la maladie par leur séjour ou stase.

Les moyens qu'il employait pour atteindre ce but, n'étaient pas plus étendus que les vues d'après lesquelles il se dirigeait dans la détermination de ses indications curatives.

Il est impossible de réduire toutes les causes des maladies à un principe unique, l'altération du mouvement que la matière dont se compose le corps vivant peut éprouver. Cette matière et les forces qui l'animent, sont susceptibles de diverses lésions, dont Asclépiade ne tenait aucun compte. Comment aurait-il pu distinguer les indications thérapeutiques qui se rapportent à tous les états morbides, et assigner tous les moyens propres à les combattre?

Galien. GALIEN, de tous les médecins de l'antiquité, celui qui joignait à l'esprit le plus brillant, les notions les plus approfondies sur toutes les branches de l'art de guérir, ne put se contenter des opinions des diverses sectes qui régnaient de son temps, et de ce qu'elles enseignaient comme les principes éternels de l'art. Galien lut Hippocrate, et le compara à la nature. Il fut frappé de l'exactitude des observations du divin vieillard, et tâcha de ramener la médecine dans la route depuis si long-temps délaissée, dans celle de l'observation et de l'expérience. Mais on est obligé de convenir, que les efforts de Galien n'aboutirent qu'à la production d'un systême, fondé sur les principes philosophiques et physiques de son temps. Barthez dit avec raison, que Galien ne peut être regardé comme le second d'Hippocrate, dont il n'a été que le commentateur (1).

Possédant toutes les connaissances de son siècle, Galien orna les principes hippocratiques, du vain éclat des lumières qu'il emprunta à la philosophie péripatéticienne et aux sciences physiques.

La médecine d'Hippocrate est la collection des observations qu'il avait recueillies, et des principes qu'il avait déduits de leur comparaison immédiate; celle de Galien n'est presque autre chose qu'un tissu de raisonnemens sur l'influence des quatre élémens, sur les causes occultes, qu'il multiplie à l'infini; sur les qualités chaudes, sèches, froides, humides de ces élémens et des humeurs du corps; sur les dégénérations et la surabondance de celle-ci, qu'il regarde comme les seules causes des maladies (2).

Galien, maîtrisé par la force de son imagination et entraîné sans cesse vers la théorie par le caractère de son esprit, ne pouvait devenir aussi bon observateur qu'Hippocrate. Aussi, dans la plupart des histoires de maladies qu'il nous a laissées, semble-t-il n'avoir d'autre but que de faire parade de son érudition ou de son habileté dans le pronostic.

Les livres de Galien, qui ne contiennent presque aucune description de maladie, écrite avec cette simplicité qui caractérise Hippocrate, et qui est une

---

(1) Op. cit.

(2) Cabanis, Coup-d'œil sur les révolutions et sur la réforme de la médecine; Leclerc et Sprengel, op. cit.

expression fidèle de la nature, sont beaucoup trop remplis de disputes, le plus souvent, de mots, dans lesquelles brillent les subtilités de la plus fine dialectique (1).

Cependant, la Thérapeutique est redevable à Galien d'une grande partie de ses progrès, et il se vante justement d'avoir perfectionné les méthodes de traitement qu'Hippocrate avait déjà inventées (2). Le premier ouvrage complet sur l'art de traiter les maladies, est sorti des mains du médecin de Pergame.

Le *Methodus medendi* de Galien, qui, abstraction faite de ses théories, sera toujours un des plus beaux monumens de la médecine antique, expose les vrais principes de la Thérapeutique. L'auteur y a porté cet esprit d'analyse qui peut seul nous diriger dans l'étude et dans l'exercice de la médecine.

Galien est le premier qui ait reconnu que les maladies se composent d'une ou de plusieurs affections simples, contre lesquelles il faut diriger les indications curatives. C'est donc à lui que remonte la doctrine des élémens (3).

---

(1) Cabanis, op. cit.

(2) *Medendi methodum primùm ab Hippocrate inventam, deinde a Galeno declaratam, ac absolutam fuisse.* Arg. cap. VIII, lib. IX, p. 212, meth. med., ed. Chart.

(3) *Primum dicere oportet, quod morbum appellamus; secundo loco quot sint universi primi et simplices morbi, et veluti aliorum elementa; deinceps vero tertio, quot sint ii qui ex eorum compositione proveniunt.* (De diff. morb., lib. I.)

La distinction la plus importante, celle sur laquelle repose toute la science thérapeutique, a été faite par le médecin de Pergame. C'est la distinction de la maladie et de l'affection (1).

Le sort de Galien a été bien différent dans le cours des siècles. Les Arabes, lui portant un respect religieux, en firent leur idole; et des auteurs modernes ont osé vouer au mépris le médecin le plus savant de l'antiquité. Si l'enthousiasme des uns était exagéré, la critique des autres est trop injuste. Peut-on refuser un beau génie à l'homme qui a exercé sur l'art de guérir, une influence aussi grande que prolongée ?

Le Système de Galien, qui avait plutôt renversé les opinions médicales de son siècle, que relevé la vraie médecine hippocratique, a regné despotiquement pendant plusieurs siècles dans les écoles et dans la pratique.

Les Arabes qui se bornèrent à traduire et à commenter les livres de Galien et ceux d'Aristote, dont la philosophie avait fourni au premier les principales bases de ses théories, ne pouvaient avoir d'autre système. La médecine, sous les Arabes, fut toute galénique; elle le fut encore à la renaissance des lettres.

Il faut même le dire pour l'honneur de Galien : il a subi le sort qui est destiné, en général, à tous

---

(1) *Method. medendi*, lib. II, cap. VI.

les chefs de secte. Les idées qui ont servi de fondement à sa doctrine, ont reçu de la part de ceux qui l'ont adoptée, une extension excessive et exclusive qu'il n'avait pas eu, sans doute, l'intention de leur donner.

Chémiatrie.

Les expériences bien faites, les observations recueillies avec exactitude, sont admises de tout le monde et en tout temps, parce qu'elles sont l'expression de la nature et de la vérité. Les raisonnemens, au contraire, sont sujets à être contestés et détruits, lorsqu'ils ne sont pas la conclusion immédiate des faits. Il n'est pas étonnant que le galénisme, dont les principes s'appuyaient plus sur les raisonnemens que sur l'observation, ait été renversé, lorsque les premiers chimistes l'attaquèrent.

Les chimistes avaient découvert plusieurs grands remèdes, à l'aide desquels ils produisaient des cures miraculeuses. Paracelse, par le moyen de l'opium et des préparations mercurielles, avait guéri des maladies réputées incurables jusqu'à lui.

Ces succès surprenans firent espérer à ces hardis expérimentateurs, que leur art pourrait leur rendre raison de tous les phénomènes qu'on observe dans l'économie animale, saine et malade. Bientôt ce qui se passait dans leurs laboratoires, devint pour eux l'image fidèle de ce qui s'opère dans le corps vivant.

Les actes de la vie, les mouvemens organiques de tous les genres ne sont plus que des fermentations, des neutralisations, des sublimations, des distillations, etc. Les acides et les alcalis, tantôt se combattant avec force, tantôt se neutralisant, déterminent, modifient, ou altèrent la plupart des fonctions (1).

L'humorisme, dont on trouve les premiers rudimens dans les ouvrages du Père de la médecine, et qui est un des principes fondamentaux de la doctrine de Galien, ne pouvait que recevoir de nouveaux développemens, et acquérir une influence excessive par les travaux des chimistes. La théorie des fermens et des effervescences créa de nouvelles altérations dans les humeurs, et le mot *âcreté* fut prononcé pour la première fois. Alors on spécifia d'une manière plus précise la nature des vices des fluides. Elle fut acide ou alcaline: de là deux classes de maladies, celles qui sont dues à une âcreté acide, et celles qui proviennent d'une âcreté alcaline (2).

Les chimistes ne remontant pas à la cause productrice de la prédominance, de l'effervescence, et de l'altération des fluides, et négligeant en entier l'action des solides, ne voyaient dans le corps de l'homme qu'un mélange d'humeurs continuellement en fermentation, en distillation, en précipitation, etc.

---

(1) Cabanis, *op. cit.*

(2) François de le Boë Sylvius fut le fondateur du systême chémiatrique, auquel Paracelse et Van-Helmont avaient déjà préparé les esprits.

C'était des diverses dégénérations chimiques de ces humeurs et de leur mélange vicieux, qu'ils dérivaient la cause de toutes les maladies. Ils eurent la témérité de faire l'application de ces hypothèses au traitement des maladies, sans se douter un seul instant qu'elles fussent dénuées de vérité.

Quelques faits isolés, des expériences étrangères à l'étude de la vie, et des idées le plus souvent erronées, suffirent aux chimistes pour établir des conclusions générales, d'après lesquelles les principes d'action dans l'économie vivante et les causes des maladies leur paraissaient si simples et si faciles à reconnaître, qu'ils n'imaginaient pas comment on avait pu être si long-temps à les apercevoir.

Les indications thérapeutiques, ainsi que les moyens propres à les remplir, n'étaient pas, pour eux, plus difficiles à déterminer. Il ne s'agissait que de combattre les acrimonies acides ou alcalines des humeurs, ou de les expulser du corps.

Dans l'administration des remèdes que prescrivaient ces vues curatives, les chimistes ne tenaient aucun compte des mouvemens que la nature affecte dans les maladies; ils ne faisaient nulle attention aux périodes de ces dernières. Les signes essentiels des affections morbides, leurs complications diverses, les lésions des organes qu'elles pouvaient intéresser, la différence des constitutions épidémiques, le tempérament du malade, et tant d'autres circonstances non moins importantes à considérer, n'entraient pour rien dans les données de leur Thérapeutique.

Que pouvait-on espérer d'esprits préoccupés d'idées spéculatives, presque toujours en contradiction avec l'expérience clinique?

Les progrès que la chimie a faits de nos jours, étaient trop éclatans, pour que la médecine ne cherchât pas encore à tirer parti de cette science. Ses applications à l'art de guérir ont été renouvelées. Cependant, malgré le mouvement rapide que les chimistes modernes ont imprimé à cette branche des connaissances humaines, malgré les efforts très-louables, sans doute, de quelques médecins pour rendre les découvertes chimiques directement utiles en médecine, nous sommes forcés de convenir que les faits chimiques comparés avec quelques phénomènes de l'économie vivante, saine et malade, sur lesquels ils jettent une vive lumière, ne sauraient suffire pour servir de base à un système physiologique, pathologique et thérapeutique complet (1).

---

(1) Si la chimie ne peut prêter des bases solides à la science des indications, elle lui a été de la plus grande utilité sous le rapport des moyens qu'elle emploie. La Thérapeutique doit aux travaux des premiers chimistes, les diverses préparations mercurielles, antimoniales et autres; l'usage de l'opium que les galénistes rejetaient de la pratique, en disant qu'il épaissit les humeurs. Elle doit aux chimistes modernes, non seulement une infinité de nouveaux remèdes, mais encore, et ce

Il est hors de doute que les produits morbides ont des rapports avec des substances dont la chimie nous démontre les propriétés, et trouvent leurs analogues dans les résultats d'opérations chimiques.

---

qui n'est pas moins important, la juste appréciation et la correction de ces formules bizarres dans lesquelles on entassait, sous un seul et même médicament, une foule de substances qui, se neutralisant par les nouvelles combinaisons qu'elles éprouvaient, faisaient de ce mélange monstrueux, ou un corps entièrement inutile pour remplir les indications auxquelles on le destinait, ou même un remède dangereux qui produisait des effets contraires à ceux que l'on espérait de son action.

La chimie pneumatique nous a démontré les principes constituans de l'air atmosphérique, et quoiqu'elle n'ait pu s'emparer des miasmes délétères ou contagieux, pour nous en démontrer la composition, elle nous a fourni les moyens d'assainir l'atmosphère, en détruisant ces miasmes par divers moyens qu'ont employés avec tant de succès, Guyton-Morveau, Carmichaël Smith et M. Labarraque.

La connaissance des gaz a servi à déterminer les effets qu'ils occasionnent dans l'économie animale; et en nous éclairant sur les phénomènes de la respiration, et sur quelques-unes de ses lésions, l'asphyxie par exemple, elle nous a procuré les meilleurs moyens d'y remédier, et de rappeler à la vie des individus qu'une mort funeste enlevait autrefois sans ressource.

Enfin, nous avons vu la Matière médicale s'enrichir de nos jours, par l'analyse des végétaux, d'un grand nombre de produits immédiats ou autres de ces substances organiques, qui nous offrent des remèdes aussi précieux par leur activité, que commodes pour leur exhibition.

Mais on peut objecter avec raison que, dans l'état malade, les diverses dégénérations que les fluides ou les solides éprouvent dans leur mixtion chimique, ne sont pas toujours la cause de la maladie; qu'elles sont souvent l'effet de l'action du principe morbifique et le résultat d'une lésion ressentie par les forces vitales elle-mêmes, et que ce serait en vain que l'on chercherait à neutraliser ou à évacuer ces produits, si l'on négligeait la cause première dont ils dépendent.

Systêmes ïatro-mathématique et ïatro-mécanique.

Pendant le cours du XVII.e siècle, les explications que la chimie avait données des phénomènes de l'économie animale, saine et malade, parurent si peu satisfaisantes, qu'elles furent rejetées par le plus grand nombre des médecins. Mais les théories que l'on substitua au système chémiatrique, quoique décorées d'un appareil plus scientifique, n'approchèrent pas davantage de la vérité : je veux parler des systèmes *ïatro-mathématique* et *ïatro-mécanique.*

Au XVII.e siècle la géométrie et l'algèbre furent cultivées avec une ardeur et un zèle qui mirent ces sciences à la mode. La philosophie de Descartes régnait presque exclusivement.

Lorsque les médecins virent soumettre au calcul la plupart des grands phénomènes de la nature, ils se crurent autorisés à adapter les mêmes méthodes d'explication à tous les actes du corps vivant. La géométrie et l'algèbre furent appliquées à la médecine, à laquelle Descartes prétendait, que le calcul du mouvement des atomes pouvait donner une certitude vraiment mathématique.

Les ïatro-mathématiciens crurent pouvoir appliquer le calcul aux combinaisons des phénomènes de l'état maladif, et déterminer, d'une manière rigoureuse, les effets des agens thérapeutiques.

D'après Sauvages, les calculs mathématiques répandent le plus grand jour sur la vîtesse du pouls, sur le froid, sur la chaleur de la fièvre, etc.; on peut expliquer l'action des médicamens, suivant le système des cartésiens, par l'attraction des parties similaires qui ont la même figure et le même volume. C'est pourquoi certains remèdes agissent plus particulièrement sur les viscères, dont les parties ont un poids égal à celui de leurs atomes (1).

Si l'on en croit Pitcarn, une maladie et sa curation présentent toutes les données d'un problême de géométrie ou d'algèbre, et offrent la même certitude que la solution de ce problême. Hoffmann dit, que la médecine s'élève, aussi-bien que la géométrie, au rang des sciences exactes, et qu'elle n'est pas moins susceptible de précision, qu'une branche quelconque des mathématiques.

Il serait sans doute à désirer que les vérités mathématiques pussent prêter leur certitude aux

---

(1) Chefs-d'œuvre de M. Boissier de Sauvages, par Gilibert. Lyon, 1771.

objets dont s'occupe la médecine; mais il y a une si grande différence entre ces deux genres de connaissances : la simplicité des unes est tellement opposée à l'extrême complication des autres, qu'il est impossible de les associer.

Les phénomènes qui font le sujet de l'étude du médecin, sont trop compliqués, pour présenter jamais des données tellement rigoureuses, qu'elles puissent être soumises au calcul. Ces phénomènes sont trop variables pour qu'on puisse opérer sur eux, comme le mathématicien opère dans ses formules.

En médecine, on est autorisé à calculer ou à prévoir la succession des phénomènes dans tel ou tel ordre, parce qu'une série plus ou moins longue d'observations nous a démontré que cette succession s'est faite ainsi et se fera encore; mais rien ne nous prouve qu'elle ne puisse se faire autrement. La médecine comprenant les objets les plus compliqués de la nature, et se composant d'une multitude de faits infiniment variés, et susceptibles de donner lieu à d'immenses combinaisons, il est impossible qu'elle se promette toujours des résultats uniformes, et qu'elle atteigne constamment le dernier degré d'évidence. Le médecin est, au contraire, obligé de se borner le plus souvent à recueillir des probabilités qui deviennent d'autant plus vraisemblables, et approchent d'autant plus de la certitude, que les faits sur lesquels elles sont établies, se multiplient davantage.

Pour déterminer les divers degrés de certitude que peut avoir la médecine, il est très-essentiel d'admettre sa division en *médecine-science* et *médecine-art*, c'est-à-dire, qu'il faut distinguer dans la médecine une partie dogmatique et une partie pratique ou technique. La certitude de l'une est bien différente de celle de l'autre. La médecine-science, en tant que se composant de principes qui ont été déduits d'un grand nombre de faits bien vus, analysés et comparés, présente autant de certitude que toute autre science d'observation. Mais l'application de ces principes aux cas individuels, ou la médecine-art se fondant sur des analogies, ou des ressemblances qui peuvent en imposer même (1) aux plus habiles, et opérant sur un corps vivant dont nous ne pouvons pas déterminer, à la rigueur, toutes les affections ou manières d'être, ne saurait avoir le même degré de certitude que les dogmes d'après lesquels elle se dirige, ou la médecine-science (2).

---

(1) *Similitudines etiam peritis imponunt. Hipp.*

(2) *Ejusdem quippe morbi varia atque varia in aliis atque aliis corporibus signa apparent : quod efficit ut ars nostra plane sit* ϛοχαϛικη *conjecturalis non autem* αποδεικτικη, *demonstrativa. Oportet enim multa* συντεκμαιρεσθαι, *id est, probabilibus quibusdam rationibus atque apparentibus signis colligere, non autem* αποδεικτίκῶς *et* συλλογιϛικῶς, *demonstrative et sullogistice concludere, ac si aliter contingere non possit in Socrate atque in Sophronisco; variæ enim sunt humorum ideæ, variæ*

La secte des ïatro-mathématiciens ne se contenta pas de soumettre tous les actes de la vie à la rigueur de ses calculs. Il fallait, pour que ces actes pussent se prêter aux méthodes mathématiques, établir entr'eux et les autres phénomènes de la nature, une analogie, que les grandes découvertes qu'on venait de faire paraissaient manifester. Ces découvertes qui, par l'importance excessive qu'on leur donnait, semblaient devoir renouveler toutes les sciences médicales et les porter au dernier terme de la perfection, ne firent, au contraire, qu'en retarder les progrès. Ce sont elles, en grande partie, ou plutôt c'est l'abus de leurs applications qui produisit les théories empruntées à la physique générale et à la mécanique, pour expliquer les fonctions et les maladies du corps de l'homme.

Avant que le célèbre Harvey eût prouvé le mouvement circulatoire du sang, avant que les injections de Swammerdam et de Ruisch eussent rendu sensibles aux yeux les séries sans cesse décroissantes des vaisseaux qui charrient les différentes humeurs animales, la mécanique et l'hydraulique n'avaient joué aucun rôle dans la médecine;

---

spirituum, variæ corporum, variæ morborum; quæ omnia imprimis artem *nostram difficillimam reddunt et immensam plane. Ballon. cons. p.* 189. *t. II. cons. XLVI.* Voyez aussi Barthez, Discours sur le génie d'Hippocrate; et M. Lordat, Exposition de la doctrine médicale de Barthez.

mais depuis cette époque, les lois de l'impulsion, de l'équilibre, celles des frottemens et des résistances, etc., fournirent à la secte des ïatro-mécaniciens les principes de leurs théories médicales.

Le médecin mécanicien, ne voyant dans le corps de l'homme qu'un assemblage de conduits communiquant entr'eux, a fait dépendre toutes les maladies des obstacles qui pouvaient s'opposer au libre passage des humeurs dans ces vaisseaux, et de la stase ou de l'arrêt des fluides. Il a fondé toutes ses indications curatives sur la nécessité d'enlever ces obstacles, et n'a proposé, pour les remplir, que des moyens capables de faire circuler facilement les humeurs. On vit alors se reproduire les opinions d'Erasistrate et d'Asclépiade.

Ne considérant que les changemens survenus dans le mécanisme du corps, négligeant les altérations qu'il peut subir dans le mélange de ses parties, et ne pouvant s'élever jusqu'aux forces spéciales qui l'animent et aux lésions dont celles-ci sont susceptibles, le médecin mécanicien pouvait-il embrasser, dans ses théories, tous les phénomènes morbides, et présenter des vues thérapeutiques saines et applicables à tous les cas?

L'ordre que j'ai adopté pour l'exposition des Systêmes en médecine, me conduit à traiter des doctrines qui ont tiré leurs principes fondamentaux de quelques phénomènes de l'économie vivante auxquels on a donné une influence excessive et exclusive.

L'examen analytique des phénomènes que présente le corps vivant, comparés avec ce qui se passe dans la matière brute, fait reconnaître que le premier jouit de propriétés ou forces spéciales, par lesquelles il tend sans cesse à résister à l'impression destructrice des agens extérieurs, et à se maintenir dans son état d'intégrité; que lorsque cet état vient à être diversement altéré, il s'excite en lui des mouvemens qui ont pour but de le rétablir dans sa constitution primitive et normale. Naturistes.

Voilà ce que dit l'observation; mais elle dit aussi que ces mouvemens ne sont pas toujours suffisans et bien dirigés, et que si l'on comptait constamment sur leur résultat avantageux, on serait entraîné dans des erreurs graves et funestes aux malades. Cependant, la doctrine des Naturistes est fondée sur les efforts toujours utiles d'un principe actif et doué de prévoyance (Stahl).

Hippocrate est le premier qui ait admis dans l'économie animale l'existence d'un agent conservateur qu'il a désigné sous les divers noms de *Nature*, de *Chaleur innée*, *d'Impetum faciens*, etc. Les Naturistes ont pensé avec lui que le corps de l'homme est animé d'un principe particulier, distinct de la matière qu'il vivifie.

Ce principe dirige tous les actes de la vie dans l'état sain et dans l'état malade. Dans ce dernier, il se livre à des mouvemens propres, par lesquels il combat et change les causes morbifiques; tout l'art du médecin doit consister à suivre ces mouvemens et à les aider. Les actes dont ils se composent sont soumis à des règles: les évacuations qui les suivent, les changemens qui en proviennent, affectent un certain ordre et sont assujettis à des périodes fixes. De là, la théorie de la coction, des crises et des jours critiques.

La Nature est le premier des médecins. Tel est le dogme sacré prononcé par le divin vieillard. Ce dogme, religieusement observé par les Naturistes, les a conduits à donner une extension beaucoup trop grande aux méthodes naturelles de traitement; à celles qui, se rapportant uniquement à la puissance médicatrice de la nature, ont pour objet de préparer, de faciliter et de compléter ses mouvemens salutaires.

Les idées exagérées des Naturistes sur la nécessité et l'utilité constante du concours d'un principe conservateur, et sur les avantages qui résultent le plus souvent de la plupart des actes morbides, les ont obligés de prescrire des règles de traitement timides, bornées et insuffisantes. Quel perfectionnement peut-on espérer pour des méthodes thérapeutiques qu'ils regardent comme inutiles, ou dont ils croient pouvoir se passer, d'après la confiance excessive qu'ils mettent dans l'autocratie de la nature ?

Pour s'élever à des vues curatives, exactes et susceptibles d'être appliquées à tous les états morbides, il ne suffit pas de reconnaître les rapports que les maladies peuvent avoir quelquefois avec les intérêts des malades, en servant au rétablissement de leur santé et à leur conservation ; il faut savoir encore qu'il en est qui, loin d'être en rapport avec ces intérêts, ont une tendance entièrement opposée. Il existe, en effet, des maladies qui, en ruinant les forces, soit par la gravité et par les complications de leurs élémens, soit par l'intensité des accidens dont elles s'accompagnent, vont à la destruction et à la mort. Celles-ci appellent impérieusement les secours les plus énergiques de l'art.

Si des maladies simples et peu graves étant laissées à elles-mêmes, peuvent se guérir par les seuls efforts de la nature; si d'autres maladies sont nécessaires pour amener des changemens avantageux dans la manière d'être de certains individus, des expériences comparatives ont appris au médecin à ne pas se borner au simple rôle de spectateur dans un grand nombre de maladies aiguës et dans la plupart des maladies chroniques.

Stahl, dont le systême repose principalement sur les déterminations spontanées d'un principe intelligent et prévoyant, est, de tous les médecins, celui qui a porté le plus loin les dogmes du naturisme.

D'après Stahl, la fièvre, l'inflammation, les hémorragies, etc., sont autant de moyens que ce principe se ménage, dans le plus grand nombre de circonstances, pour l'élimination des causes morbifiques, afin d'arriver au rétablissement de la santé et à la conservation de la vie.

L'observation a prouvé, sans doute, qu'il est des cas où la fièvre, l'inflammation, les hémorragies, etc., peuvent s'établir et se soutenir pour le plus grand avantage des malades; mais elle a constaté également que souvent ces maladies, loin d'avoir la moindre utilité, entraînent au contraire les suites les plus fâcheuses.

Il faut alors déterminer quels sont les rapports que ces maladies ont avec telle ou telle modification des forces, des solides, des fluides ou de la constitution, c'est-à-dire avec les élémens morbifiques pour en déduire les indications curatives.

C'est ainsi que tantôt le mode fébrile, le mode inflammatoire, le mode hémorragique, etc., amènent la solution de quelques affections morbides dont ils offrent la crise; tantôt ces modes sont l'effet d'altérations diverses de la constitution qu'il est instant de corriger et de détruire. C'est à distinguer toutes ces circonstances que le médecin doit s'appliquer pour établir son plan de traitement.

Humoristes. On rencontre les premiers élémens de la pathologie humorale et du systême des Humoristes, dans les ouvrages du Père de la médecine. Hippocrate reconnut dans le corps de l'homme l'existence de quatre humeurs principales, la sang, la pituite, la bile et l'atrabile : chacune de ces humeurs prédomine dans un âge et dans une saison qui lui paraissent affectés, et devient cause essentielle de maladie, lorsqu'elle dégénère ou qu'elle se forme dans des proportions excessives. C'est contre les humeurs surabondantes ou dégénérées que la nature dirige tous ses efforts ; c'est à ces humeurs viciées qu'elle fait subir une élaboration particulière, la coction ; c'est à l'expulsion des produits de ce travail, que les mouvemens et les évacuations critiques sont destinés.

Galien adopta en entier les idées d'Hippocrate sur la prédominance et l'altération des humeurs. Il associa à ces idées des explications tirées des qualités des quatre élémens, le chaud, le froid, le sec et l'humide. Les quatre humeurs et les qualités élémentaires qui leur correspondent, ont servi de base à toute la doctrine physiologique, pathologique et thérapeutique du médecin de Pergame.

L'Humorisme reçut de nouveaux développemens, et acquit la plus grande influence par les travaux des Chimistes. La théorie des fermens et des effervescences créa de nouvelles altérations dans les humeurs, et spécifia d'une manière plus précise la nature des vices des fluides ; elle fut acide ou alcaline.

Les Humoristes modernes ont admis, avec Hippocrate et Galien, la surabondance et la dégénération des quatre humeurs, comme causes de toutes les maladies. Ils y ont ajouté avec Baillou la dégénération séreuse ou une sérosité âcre, *serum acre.*

Bordeu est, de tous les modernes, celui qui a le plus multiplié le nombre des affections des fluides, qu'il désigne sous le nom de *cachexies humorales.* Il établit autant de cachexies qu'il y a d'organes notables et de mélanges ou de mixtions principales d'humeurs. Le tissu muqueux est le siége de toutes ces révolutions cachectiques. Il y a une cachexie sanguine, muqueuse, séreuse, bilieuse, splénique, pancréatique, séminale, atrabilaire, laiteuse, urineuse, purulente, gangreneuse, etc.

On connaît le rôle important et presque exclusif que Stoll fait jouer à son humeur biliforme.

La théorie que Grant a donnée des fièvres est toute humorale. C'est dans la bile claire de la *moisson* et dans la bile épaissie, et plus ou moins dégénérée pendant l'automne, qu'il trouve l'origine de toutes les fièvres, etc.

Les humeurs sont pénétrées, comme toutes les autres parties du corps vivant, d'une force diffuse dans toute leur substance, qui fixe et arrête, dans chacune, l'ensemble des qualités qui la spécifient. Cette force, connue sous les divers noms de faculté digestive, de force plastique, de *blas alterativum*, de *nisus formativus*, etc., est susceptible de lésions. Ce sont ces lésions, ou plutôt leurs produits sensibles, qui constituent les causes matérielles de toutes les maladies, d'après les humoristes.

Les vices des humeurs se rapportent à leur quantité ou à leurs qualités. La surabondance du sang constitue cette affection qu'on nomme pléthore sanguine ; la diminution de sa quantité est l'anhæmie. La pléthore sanguine est l'effet d'une disposition dans les forces vitales à former une quantité excessive de sang, et à convertir en cette humeur les produits de la digestion, de l'absorption, etc. L'anhæmie suppose, au contraire, un état de langueur des forces vitales et plus particulièrement un affaiblissement de celles qui président aux actes de l'hématose.

Le sang contient les principes constituans de toutes les humeurs. Les matériaux qui doivent entrer dans leur composition, mêlés avec ceux du sang, viennent se réunir et se combiner sous l'action spéciale des organes sécrétoires ; et de ces combinaisons naissent de nouveaux produits fluides, connus sous les noms de bile, de mucosité, de sérosité, de lait, etc.

Parmi les humoristes, les uns n'admettant pas l'influence des lésions des organes sécrétoires, comme cause première de la prédominance des humeurs, supposent que celle-ci peut avoir lieu par l'altération spontanée de la force qui anime les fluides, et qui tend à créer une plus grande quantité de leurs matériaux. C'est ainsi qu'ils reconnaissent des diathèses, bilieuse, séreuse, muqueuse, etc., qui s'établissent indépendamment de toute lésion survenue dans les organes sécrétoires. (Grimaud.) Les autres, se rapprochant davantage de l'opinion des solidistes, pensent que le vice des organes peut concourir à la formation des diathèses, tout en reconnaissant une production spontanée des diverses humeurs, dans une quantité telle que l'action des organes sécrétoires ne peut suffire à leur séparation, etc. (Bordeu.)

Quoi qu'il en soit, ils admettent, tous, autant de causes de maladies qu'il y a de dégénérations d'humeurs. Les affections, sanguine, bilieuse, pituiteuse ou muqueuse, séreuse, etc., sont le résultat de la prédominance de chacune des humeurs du corps.

Les fluides sont encore susceptibles d'altérations qui proviennent de la lésion de la force de cohésion qui unit leurs molécules. Le sang et les autres humeurs ont une propriété particulière, par laquelle leurs molécules tendent à se rapprocher ou à s'éloigner. Lorsque cette propriété est vicieusement accrue ou affaiblie, il survient deux altérations principales de leur consistance, l'épaississement ou tendance à la coagulation, et la tenuité ou tendance à la dissolution.

Toutes les humeurs peuvent pécher dans leurs qualités et dans la mixtion chimique des parties qui les composent. Elles contractent alors diverses espèces de dépravations. On a singulièrement multiplié le nombre de ces dernières, en admettant une bile érugineuse, une bile poracée, une bile noire, une pituite mordicante, une sérosité âcre; des acrimonies salines, acides, etc.

Enfin, les humeurs sont atteintes d'une altération spéciale dans les vices spécifiques de la constitution, tels que les vices syphilitique, dartreux, psorique, cancéreux, scrofuleux, variolique, etc.

Il n'est pas douteux que les fluides ne puissent concourir, soit par leur surabondance, soit par leur *paucité*, soit par leur altération à la production de l'état malade. Mais vouloir déduire toutes les maladies de cette seule source, pour créer une pathologie toute humorale, c'est s'exposer à rejeter un grand nombre d'autres causes non moins importantes, et aussi dignes de fixer l'attention du médecin, dans le traitement. La Thérapeutique des humoristes ne poursuivant qu'une indication fondamentale, celle qui est tirée du vice des humeurs (*à vitio humorum*) est donc très-incomplète.

Bien que, dans l'étiologie des maladies, il soit souvent difficile d'assigner quelles sont des modifications des solides ou des fluides, celles qui, étant les premières en date, ont donné naissance aux autres, l'expérience a prouvé que ces deux genres d'affections pouvaient exister séparément, s'associer sous divers rapports, se combiner, et donner lieu ainsi à des maladies simples, composées ou compliquées. C'est de la détermination de ces différens cas que le médecin doit s'occuper.

Méthodistes et Solidistes.

Les Solidistes regardant la vie comme le résultat de l'organisation, ont refusé tout principe d'activité aux fluides. Ceux-ci présentant des molécules qui ne sont susceptibles d'aucun arrangement constant, sont, pour les Solidistes, des substances inertes qui doivent toutes leurs modifications dans l'état sain et malade, à l'influence énergique des solides. D'après leur hypothèse, la vie s'exerce, et toutes ses révolutions se passent dans le solide, qu'à raison de cette manière de le considérer, ils appellent solide vivant, *solidum vivens.*

On fait remonter l'origine de la secte des Solidistes à la médecine méthodique, dont Thémison fut le fondateur, et que Thessalus étendit et perfectionna.

Il y a cependant entre ces deux systèmes une différence qu'il importe de remarquer. Ce qui distingue les Solidistes des Méthodistes, c'est que les premiers reconnaissent, avec Hippocrate, une force dont les lois ne peuvent être connues que par l'observation des phénomènes propres au corps vivant, et résultant de l'action de cette force sur les solides; tandis que les autres, n'ayant aucun égard à la proportion de la force élémentaire de ce corps, ne considèrent que la dilatation ou le resserrement des interstices de ses atomes.

Thémison, ayant trouvé les principes d'Asclépiade trop difficiles à entendre, chercha une méthode plus facile qui mît la médecine à la portée de tout le monde. Il prétendait que la connaissance des causes des maladies n'était pas nécessaire, qu'il était entièrement inutile de descendre à ce que chaque maladie pouvait offrir de particulier, et qu'il ne s'agissait que de déterminer ce qu'elles offrent de commun. Il ramena à trois faits principaux tous les états morbides, le resserrement, le relâchement et l'état mixte, *strictum*, *laxum*, *mixtum*.

Il n'y avait donc que trois genres de maladies; on les rapportait toutes à l'une ou à l'autre de ces trois circonstances. Leur traitement ne présentait que trois indications que l'on remplissait par l'usage des moyens qui relâchent, de ceux qui resserrent, ou par la combinaison des uns et des autres.

Il est évident que les limites de la médecine méthodique sont trop restreintes pour embrasser tous les faits dont se compose l'histoire des maladies et de leurs curations. Les méthodes thérapeutiques ne peuvent se borner à des rapports aussi généraux et aussi exclusifs, que ceux que cette doctrine établit entre toutes les maladies.

Le système des Méthodistes fut reproduit dans le XVI.e siècle, par Prosper-Alpin, et au commencement du XVIII.e, par Baglivi, qui en enseigna les principes dans ses leçons, et dans son traité de *Fibrâ motrice*.

L'antagoniste de Stahl, Hoffmann, se rapprochant beaucoup plus des idées de Baglivi, que de celles de Prosper-Alpin, fonda sa théorie et sa pratique sur un nouveau systême, auquel on donna le nom de *Solidisme*. Cependant, le système d'Hoffmann, que Sprengel a assez bien caractérisé en l'appelant *Mécanico - dynamique*, ne saurait être considéré comme appartenant au solidisme pur. Il a associé à ce dernier les principes déduits de la mécanique, soumise à l'influence d'une force supérieure, et quelques idées d'humorisme, développées d'après les connaissances chimiques.

Cullen, élevé dans les principes de Boërhaave, reconnut par sa propre expérience, après un long exercice de la médecine, que la doctrine du professeur de Leyde donnait beaucoup trop d'importance à des vices purement hypothétiques des humeurs, tandis qu'elle ne voyait, dans les affections des solides, que des maladies physiques ou des vices de conformation.

Cullen, exerçant envers Stahl une critique trop amère pour être toujours juste, crut que l'admission dans le gouvernement de l'économie animale, d'une puissance intelligente, conduisait à rejeter tout raisonnement physique et mécanique, et qu'une confiance excessive et exclusive dans la prudence prévoyante de cette force, exposait à compromettre le sort des malades, en se bornant à traiter les maladies par l'expectation.

Le professeur d'Édimbourg, bien convaincu de la vérité du principe établi par Bacon, dans l'aphorisme XXXI de son *Novum Organum* (1), pensa que la médecine était arrivée à une de ces périodes où les expériences qu'on venait de faire sur le système nerveux, et la découverte de nouvelles propriétés vitales nécessitaient la réédification de sa partie dogmatique.

Cullen étudia le systême d'Hoffmann; il combina les idées de ce médecin avec les nouvelles doctrines de Haller sur les forces du corps; et après avoir exclu toutes les hypothèses déduites, soit des sciences étrangères, soit des vices des fluides, que le professeur de Halle avait admises dans la plupart de ses théories sur la nature des maladies, il forma un véritable systême du solide vivant (2).

D'après les principes du solidisme, toutes les maladies dépendent des vices du mouvement des solides, qui peut être ou trop fort ou trop faible. Les mouvemens immodérés suscitent le spasme. Lorsque celui-ci s'exerce dans les parties sensibles, il prend le nom de douleur. La lenteur ou la faiblesse des mouvemens constitue l'atonie. Les alté-

---

(1) *Frustrà magnum expectatur augmentum in scientiis ex super-inductione et insitione novorum super vetera ; sed instauratio facienda est ab imis fundamentis, nisi libeat perpetuò circumvolvi in orbem cum exili et quasi contemnendo progressu. Novum organum, aphor.* XXXI.

(2) Kurt Sprengel, *op. cit.*

rations des humeurs, s'il s'en présente, dépendent du spasme ou de l'atonie qui les a précédées.

Deux indications principales forment la thérapeutique de toutes les maladies. Il ne s'agit que de calmer le spasme et de relâcher les solides, ou de relever le ton et de resserrer les fibres. Les antispasmodiques, les relâchans et les affaiblissans, ou les toniques et les excitans, sont les agens que l'on emploie pour atteindre l'un ou l'autre de ces buts.

Dans un système qui doit embrasser l'ensemble des faits observés dans les maladies et dans leur traitement, peut-on isoler les affections des solides, les considérer abstractivement, et ne tenir aucun compte de celles des fluides, auxquels on refuse tout principe d'énergie, indépendant de l'action des solides? Telle est la question que fait naître naturellement l'exposition de la doctrine des Solidistes.

Tout est animé dans le corps vivant; *omnia animantur in corpore animato*, dit Hippocrate. Peut-on méconnaître, en effet, que toutes les parties du corps participent plus ou moins des caractères d'une nature vivante?

Cependant, les médecins de la secte des Solidistes nient l'existence des forces vitales dans le sang et dans les humeurs, et prétendent qu'il ne peut y avoir de sentiment et de mouvement, ailleurs que dans les solides, dont l'influence énergique est la seule cause de la manière d'être des fluides. Cette hypothèse les a conduits à rejeter toute affection humorale primitive, et à n'admettre d'autres causes de maladies que les lésions des solides et de leurs mouvemens : les vices des humeurs ne sont que la suite des premières.

On ne saurait mettre en doute, que les modifications des solides n'aient une influence plus ou moins grande sur celles des fluides ; mais il est également prouvé que les derniers exercent une action aussi forte sur les solides. Tout est lié dans le corps humain, et il est souvent très-difficile d'isoler les affections des diverses parties qui le constituent.

On doit néanmoins reconnaître, d'après les résultats des faits fournis par l'observation physiologique et par l'expérience clinique, dans les solides et dans les fluides, des affections particulières indépendantes, soit naturelles, soit maladives.

Comment nier l'existence des forces vitales dans les fluides, lorsqu'on voit que tous les organes les plus solides ont commencé par être fluides, et que, dans son principe, le corps vivant n'a été qu'une très-petite quantité de matière liquide dans laquelle il était impossible de distinguer la moindre trace de parties solides? Ce n'est qu'au moyen de substances fluides, que les solides se nourrissent et se développent.

La vitalité des humeurs n'est-elle pas rendue évidente par ces altérations profondes qu'elles reçoivent quelquefois de l'impression d'agens physiques ou moraux, et qui sont trop soudaines pour qu'on puisse avoir recours, dans leur explication, à l'intermédiaire de l'action des solides qui n'en sont que peu ou nullement affectés (1)?

« Les éternelles disputes des Humoristes et des Solidistes doivent être terminées, dit M. Lordat, par la considération des affections de la cause conservatrice des solides et des fluides ; par la considération des altérations des uns et des autres, qui sont le résultat de l'impuissance ou des déterminations de cette cause; et par la considération de l'harmonie avec laquelle marchent communément les phénomènes corrélatifs dans les solides et dans les fluides (2). »

Sans admettre avec les partisans exclusifs de la doctrine des Humoristes, la surabondance et les altérations des fluides, comme les seules causes de toutes les maladies, on est forcé de convenir qu'il

---

(1) Barthez rapporte, dans ses *Nouveaux Élémens de la science de l'homme*, un très-grand nombre de faits qui attestent, dans les humeurs, la présence de propriétés vitales qui leur sont propres.

L'action des poisons septiques met en évidence la possibilité d'une dégénération putride ou septique spontanée des humeurs, et la nécessité d'une médication antiseptique.

Voy. le Discours d'ouverture du cours de Médecine-légale, par M. le prof. Anglada.

(2) Exposition de la Doctrine médicale de Barthez.

existe des affections des humeurs indépendantes, et sans la moindre lésion, du moins primitive, des solides.

La surabondance et les altérations diverses du sang, de la bile, de la pituite, de la sérosité, etc., se manifestent dans un grand nombre de maladies, où les solides ne sont lésés que secondairement.

La surabondance et la concrescibilité du sang, sont évidentes dans les maladies inflammatoires. Les affections adynamiques et scorbutiques offrent les preuves incontestables de l'altération la plus grave du sang et de l'affaiblissement de cette force de cohésion, de ce *Nexus* vital qui, suivant Fouquet, lie entr'elles les molécules constituantes de cette humeur. On peut dire que, si ces vices du sang ne forment pas seuls l'essence ou la cause prochaine de ces maladies, ils en sont du moins des élémens principaux, et ils fournissent des indications très-essentielles à remplir.

Les dégénérations du sang sont si évidentes dans le scorbut, que M. Broussais est forcé d'en rapporter l'origine à l'altération de la fibrine de cette humeur. Mais si des faits bien vus obligent à admettre, dans le scorbut, une altération de la fibrine du sang, pourquoi d'autres faits également constatés ne pourraient-ils pas conduire à établir, par une induction sévère, d'autres altérations humorales comme cause de maladies? Ne doit-on pas reconnaître une dégénération de la lymphe ou de l'albumine, comme l'élément d'une grande partie des maux qu'on rapporte à une lésion du système des vaisseaux lymphatiques (1) ?

La surabondance de la bile, son reflux et son développement dans le sang, son épanchement dans tout le tissu cellulaire du corps et dans celui des organes, la teinte jaune qu'elle donne aux solides et aux fluides, les diverses dépravations qu'elle peut subir, sont des phénomènes connus, des causes de maladies plus ou moins graves, et des sources principales d'indications curatives (2).

L'excellente description de la maladie muqueuse de Gottingue, par Rœderer et Wagler, l'histoire raisonnée de la maladie de Naples, par Sarcone, ne laissent aucun doute sur la prédominance et les dégénérations de l'humeur muqueuse, ainsi que sur l'existence des maladies variées qui en résultent.

La salive dans l'hydrophobie, la lymphe et le pus dans la syphilis, dans la variole, la vaccine, etc., contractent une altération spécifique qui les rend capables de propager ces maladies.

Les changemens que les humeurs éprouvent dans

---

(1) Voyez M. le professeur Baumes, Traité des fièvres rémittentes, etc.

(2) M. Andral vient d'ajouter de nouvelles observations à celles qu'on avait déjà sur le rôle important que la bile joue dans la production des maladies. Clinique médicale, etc., t. IV.

leur mixtion chimique, et les modifications qui surviennent dans leurs qualités, peuvent donc concourir à la production de maladies diverses et devenir des élémens morbifiques, qu'on ne saurait rejeter en thérapeutique.

« Lorsqu'il s'agit, dit Newton, de fixer le nombre des forces de la nature, on doit avoir égard à la différence des phénomènes; et lorsqu'on trouve cette différence essentielle, il est aussi nécessaire d'admettre des causes ou forces différentes. »

Théorie de l'Excitabilité.

Brown qui assure avoir suivi les principes de la philosophie *Newtonienne*, paraît ne les avoir pas bien compris, lorsqu'il rapporte tous les phénomènes de la vie à une seule force qu'il désigne sous le nom d'*Excitabilité*.

L'excitabilité est la faculté qu'ont les corps organisés et vivans d'être affectés d'une certaine manière, ou excités par les agens extérieurs, et de produire des mouvemens qui sont en rapport, non avec la cause irritante, mais avec la force elle-même. Cette faculté dont Brown place le siége dans la pulpe nerveuse, sans rien dire de précis sur sa nature, est le seul agent de tout ce qui s'exécute dans l'économie animale saine et malade. Elle est la même dans tous les organes; elle ne diffère dans chacun d'eux que par son intensité. L'acte par lequel elle se manifeste, est l'excitement, *incitatio*.

L'admission d'une cause expérimentale unique, pour l'explication des faits multipliés et divers dont se compose la science de l'homme, est entièrement contraire aux règles de la bonne manière de philosopher. Cette cause ne saurait exprimer toutes les analogies et toutes les différences des actes de la vie. Cette tendance à la simplification prouve des connaissances très-incomplètes, et même une ignorance qui a fait mettre de côté des faits dont l'étude est de la plus grande importance.

C'est de la considération de cette seule force et des lésions dont elle est susceptible, abstraction faite des organes dans lesquels elle agit et des humeurs, que Brown a déduit tous les principes de sa théorie médicale.

Brown reconnaît des maladies générales et des maladies locales. Les premières sont toujours produites par l'augmentation ou la diminution de l'excitement. Elles sont *sthéniques* dans le premier cas, et *asthéniques* dans le second.

Les maladies asthéniques peuvent être également l'effet du défaut ou de la trop grande intensité des irritations. Lorsque la cause est le défaut d'irritation, il y a accumulation d'excitabilité ou asthénie directe ; lorsqu'il y a eu, au contraire, une surexcitation, l'excitabilité a été épuisée, et l'asthénie est indirecte (1).

---

(1) *Debilitas* stimuli *defectu nata*, recta *nuncupanda est ;*

S'il n'y a que deux formes générales de maladies, la sthénique et l'asthénique, il ne peut y avoir que deux méthodes thérapeutiques, l'anti-sthénique ou débilitante, et la sthénique ou fortifiante et excitante.

Dans le traitement des maladies on ne doit faire aucune attention aux noms qu'elles portent, mais uniquement à l'augmentation ou à la diminution de l'excitement, pour les combattre par les moyens débilitans ou stimulans.

Le systême de Brown peut suggérer les objections suivantes :

1.° L'état des forces a, de tout temps, présenté un des points les plus importans en médecine. Mais il n'est pas si essentiel, qu'on doive le considérer exclusivement à tout autre, et qu'il puisse seul constituer la base de toute la doctrine pathologique et thérapeutique.

On ne saurait se borner à ne voir dans toutes les maladies, que des lésions dans la quantité des forces. Il y a, dans l'état maladif, autre chose qu'excès ou défaut d'action. Il y a aussi perversion de cette action, c'est-à-dire, qu'il existe des modes vicieux des forces qui doivent être cor-

---

prœtereà quod nulla noxa posita, sed necessariis vitæ prœsidiis negatis, incidit. (Elem. med. Brun. XLV.)

Sic exhausta stimulo incitabilitas debilitas est, hoc indirecta *dicenda, quod non deficiente, sed superante stimulo nascitur.* (op. cit. XXXV.)

rigés (1). Peut-on dire qu'il n'y ait que plus ou moins d'action de la part de la puissance vitale, ou de l'excitabilité de Brown, dans la douleur, dans le spasme, dans l'épilepsie, dans le tétanos, dans l'apoplexie, dans la paralysie, et dans la plupart des affections nerveuses ? La perversion des actes de cette puissance est évidente dans ces maladies qui sont celles dont l'étiologie semblerait, au premier aspect, se prêter le plus favorablement aux idées Browniennes.

2.° Il est certain que, dans la curation des maladies, l'état des forces doit fixer d'abord toute l'attention du médecin ; et qu'avant tout, il faut les modérer lorsqu'elles sont trop actives, ou les exciter lorsqu'elles languissent. Mais suffit-il toujours de déterminer si les forces sont dans l'excitation ou dans la langueur ? N'est-il pas plus essentiel de reconnaître et d'établir les rapports que la sthénie ou l'asthénie peut avoir avec telle ou telle affection morbide, pour diriger contre celle-ci les indications curatives ? Car le traitement de l'excitation et de la faiblesse doit être relatif aux diverses causes qui les entretiennent. Les seuls moyens propres à abaisser ou à relever les forces, sont ceux qui détruisent le principe de leur exaltation ou de leur diminution.

---

(1) V. M. Lordat, op. cit.

Dumas. Doctrine générale des maladies chroniques.

M. Bérard, Application de l'analyse à la Médecine pratique.

3.° On est forcé de reconnaître qu'il existe d'autres indications thérapeutiques, que celles que l'on remplit par des médications excitantes ou affaiblissantes; il en est d'autres non moins essentielles, celles qui ont pour but de changer le mode vicieux des affections vitales. Les causes des maladies ne se bornent pas à agir en augmentant ou en diminuant les propriétés vitales, elles ont une action particulière qui altère ces propriétés. Il doit donc y avoir autre chose dans l'état maladif, qu'une quantité d'action en plus ou en moins. Le traitement ne peut être réduit à rétablir cette quantité dans un degré moyen.

4.° Les agens thérapeutiques ont des effets très-différens, qu'on ne saurait ramener à deux modes, l'*excitation* et la *sédation*.

La plupart ont une action spéciale qu'on ne peut dériver de leurs effets immédiats, ou une propriété particulière qui agit directement contre l'affection morbide qu'elle altère et modifie; ce qui constitue leur action thérapeutique. Les antispasmodiques ne sont-ils que des excitans? Peut-on employer indifféremment ces derniers à la place des premiers? Ceux-ci n'ont-ils pas une action directe contre le spasme, dont leur vertu excitante seule ne saurait rendre raison? S'il en était autrement, pourquoi tout remède excitant ne serait-il pas également antispasmodique? L'opium n'a-t-il pas une action calmante, directe et spécifique, qui est distincte de sa propriété irritante? Celle-ci est-elle suffisante pour expliquer la première?

5.° Enfin, d'après la doctrine de Brown, les mouvemens et les autres actes de la vie sont toujours provoqués par une irritation extérieure. Ce principe dont Bordeu est l'auteur, et que Barthez avait combattu si victorieusement, est contraire au résultat des faits qui démontrent, dans la puissance vitale, une activité qui lui est propre, et indépendante, dans un grand nombre de déterminations qu'elle prend, de toute cause irritante.

Ce principe a conduit Brown à donner une trop grande influence, dans la production des maladies, aux causes occasionelles, ou à celles qui résultent de l'impression des agens extérieurs, et à déduire la nature des maladies de celle des agens provocateurs. Toute maladie n'est pas plus l'effet d'une cause déterminante externe, que toute action vitale n'est l'effet d'une irritation. Ces deux propositions sont aussi fausses l'une que l'autre.

Le corps de l'homme possède en lui-même la cause ou la raison de toute son activité. Il y a en lui une spontanéité d'actions et de mouvemens, qui est le principe de tous ses actes, et l'origine de ses maladies. Les accès d'épilepsie ne surviennent-ils pas le plus souvent au moment où l'individu s'y attend le moins, et sans qu'il puisse accuser l'influence de la plus légère cause externe? N'observe-t-on pas la même chose dans le retour des paroxysmes des fièvres intermittentes, et souvent dans leurs rechutes? Peut-on établir la coïncidence de l'attaque de goutte qui se manifeste dans le meilleur état apparent de santé, avec l'action de quelque impression excitante extérieure?

On doit reconnaître, d'après l'observation du plus grand nombre de faits, la spontanéité de certaines maladies, c'est-à-dire, la production des phénomènes qui les constituent par les seules forces d'une puissance intérieure, et indépendamment de toute incitation venue du dehors.

Il n'est pas douteux que l'étude des causes extérieures ne puisse nous fournir des données précieuses sur la nature des maladies. Mais l'investigation de ces causes ne peut suffire pour établir leur diagnostic d'une manière certaine, et pour arriver à la connaissance de leur véritable caractère, ainsi qu'à la détermination de leurs méthodes de traitement. Les causes occasionelles n'agissent pas d'une manière rigoureuse et absolue; elles ont seulement une action qui est relative à l'état actuel du sujet qui les éprouve; la disposition de celui-ci modifie singulièrement le résultat des impressions externes (1). La connaissance d'une maladie ne peut

---

(1) Voyez Piquer, *Las Obras de Hippocrates mas selectas. Tomo tercero. p.* 73. *Tan cierto es, que la disposicion que se encuentra en cada sugeto, hace variar sumamente los efectos de las cosas, etc.*

s'acquérir que par l'examen du résultat de ces causes, résultat qui est variable, c'est-à-dire, par la collection de ses symptômes essentiels et caractéristiques (1).

Nouvelle doctrine Italienne, ou théorie du contre-stimulus.

Le système de Brown régnait exclusivement en Italie, et y exerçait une influence absolue sur la théorie et la pratique de la médecine, lorsque Rasori, à la fin du XVIII.e siècle, ayant observé les résultats fâcheux de la méthode de traitement excitante, appliquée indistinctement à toutes les maladies, et surtout à l'épidémie de Gênes, se détermina à faire abnégation des principes de ce système, et déserta, le premier, les rangs du Brownisme. Il reconnut les erreurs du maître, mais il ne les abandonna que pour se jeter dans un autre écueil; il ne fit que retourner le système de Brown, et transposer les maladies d'une classe dans une autre.

Suivant Brown, les maladies par faiblesse, soit directe, soit indirecte, surpassent de beaucoup en nombre les maladies par excès d'excitement. Rasori, au contraire, ne vit que des hypersthénies là où le premier ne distinguait que des asthénies. Le nombre des affections hypersthéniques est à peu près à celui des maladies hyposthéniques,

(1) *Externam causam ad morbi quidem cognitionem necessariam, sed tamen nullam ex ipsa indicationem curationis præberi. Galen. Method. med. lib. IV. cap. III.*

comme 97 est à 3; ce qui est l'inverse de la proportion fixée par Brown, qui voulait que les maladies asthéniques fussent 97, et les sthéniques 3 (1).

Partant de ce principe, Rasori a considéré les médicamens qui lui ont paru agir utilement dans les maladies hypersthéniques, comme devant avoir la propriété de diminuer directement l'excitabilité inhérente à la fibre, et d'affaiblir le stimulus qui la met en jeu, d'où sont venus les noms de *contre-stimulus* et de *contre-stimulans*.

M. Tommasini, à qui la nouvelle doctrine italienne doit une grande partie de ses progrès, lui a fait subir quelques modifications. Au lieu de rapporter toutes les maladies aux lésions qui intéressent la vitalité des organes, l'*excitabilité*, ou *irritabilité hallérienne*, qui, pour les médecins italiens, est la seule force qui préside aux phénomènes de la vie, le professeur de Bologne reconnaît que chacune de nos parties peut être lésée dans ses propriétés physiques; en sorte qu'il divise les maladies en deux grandes classes, les maladies *instrumentales*, et les maladies *vitales*.

Les luxations, les fractures, les hernies, les blessures, etc., appartiennent à la première classe.

Les lésions vitales embrassent toutes les maladies de la pathologie interne, non-seulement les

---

(1) Le mot *sthénie* exprimant l'état normal des forces, a été remplacé par celui d'hypersthénie.

affections dites nerveuses, mais encore les maladies organiques, ou celles qui proviennent d'un dérangement dans la structure moléculaire des organes.

La classe des maladies vitales se subdivise en maladies *avec* ou *sans diathèse.*

Les Anciens entendaient par diathèse la disposition du corps à une maladie. La diathèse est, pour M. Tommasini, une affection profonde et durable du corps vivant, en vertu de laquelle une maladie survit à la cause qui l'a produite.

L'inflammation est une maladie diathésique; car, quelle que soit son origine, elle suit nécessairement sa marche, sans que rien puisse l'arrêter ou la faire rétrograder; tandis que l'épilepsie, les convulsions, etc., causées par la présence des vers dans les intestins, etc., sont des maladies non-diathésiques, parce qu'elles cessent aussitôt que les vers sont expulsés. Si la vie est altérée dans ces dernières, elle l'est superficiellement, soit que la cause morbifique n'ait pas agi d'une manière assez intense ou assez continue, soit que le sujet fût exempt de l'*opportunité*, condition nécessaire à l'action de la plupart des causes morbifiques. C'est sur les effets du traitement, plutôt que sur les symptômes, que l'auteur établit le diagnostic des maladies sans diathèse; le prompt succès des agens therapeutiques doit faire juger de l'absence de la diathèse.

Les maladies non-diathésiques prennent le nom d'*irritatives.* L'irritation n'est, dans la doctrine des contre-stimulistes, qu'un phénomène passager, ou un symptôme qui cède aux remèdes dirigés contre les diverses causes qui l'excitent. C'est ainsi que les désordres fonctionnels idiopathiques ou symptomatiques, causés par l'état saburral des premières voies, par les calculs rénaux, vésicaux, et par d'autres états analogues, sont des maladies *irritatives.* M. Tommasini n'a considéré ici que la cause qui produit l'irritation, et le traitement qui doit être dirigé contre cette cause.

L'inflammation est, au contraire, une altération profonde de l'organisation; elle a une existence indépendante des causes qui peuvent l'avoir déterminée; elle a des symptômes et un traitement qui lui sont propres.

Les maladies diathésiques, quel que soit leur nombre et quelque variées que puissent être leurs formes, sont rapportées, presque toutes, à deux états opposés de l'excitabilité, son excès ou son défaut. Elles sont hypersthéniques ou hyposthéniques.

Il y a aussi un autre ordre de maladies; ce sont celles qui participent de la faiblesse ou de la force, et qui appartiennent tantôt aux affections par *excès*, tantôt aux affections par défaut de stimulus.

Dans une espèce d'appendice, le docteur Tommasini rejette, sous le titre de *Dynamico-chi-*

miques, les maladies qui dépendent d'une altération dans la mixtion chimique des parties ; telles sont le scorbut, les végétations charnues, la formation surabondante de phosphate calcaire, l'acescence des premières voies, etc. ; et sous celui de *Dynamico-plastiques*, les maladies qui sont caractérisées par la tendance à la production continuelle des vers et des insectes, la maladie pédiculaire par exemple.

La classe des hypersthénies est la plus nombreuse ; la plupart des maladies sont hypersthéniques ou inflammatoires ; car ces deux mots sont synonymes dans le système du contre-stimulus. M. Tommasini, après avoir fait la longue énumération des maladies par excès de force, ne désigne pas les maladies par faiblesse. Il se borne à exposer les signes négatifs sur lesquels il se fonde pour les reconnaître. Ces signes sont tirés, 1.° de l'absence des symptômes qui peuvent faire soupçonner l'existence de l'inflammation ; 2.° de la nature des causes, comme la soustraction brusque d'un stimulus nécessaire à l'entretien de la vie, ou l'influence d'agens directement affaiblissans ; et même fait-il observer que, dans tous ces cas, il peut survenir des phénomènes de réaction, en sorte que la maladie passe alors dans la classe des hypersthénies.

N'admettant que deux classes principales de maladies, les contre-stimulistes ne reconnaissent que deux indications et deux genres de moyens propres à les remplir.

Ils distinguent les remèdes par deux actions opposées ; les uns excitent l'irritabilité, ce sont les *stimulans ;* les autres la dépriment, ce sont les affaiblissans et les *contre-stimulans.*

Les maladies par excès de stimulus étant les plus fréquentes, d'après les principes de la nouvelle doctrine italienne, les moyens affaiblissans et contre-stimulans composent presque toute la Matière médicale.

On reconnaît d'abord des moyens qui ont une action débilitante indirecte, tels que les émissions sanguines ; et ensuite un très-grand nombre de remèdes auxquels on attribue la propriété d'affaiblir directement et par leur seule impression ; ce sont les *contre-stimulans.* Ceux-ci renferment non-seulement les anti-phlogistiques, les délayans, les mucilagineux, etc., mais encore les amers, les astringens, les émétiques, les purgatifs, les diurétiques, les emménagogues, tous les narcotiques (l'opium excepté), le plomb, le fer, le mercure et leurs préparations diverses (1).

En considérant les émétiques, les purgatifs et les autres évacuans, comme des contre-stimulans,

---

(1) *Prolusione alle lezioni di Clinica medica nelle P. Università di Bologna, del professore Tommasini.*

Il comprend, parmi les contre-stimulans, la plupart des moyens que la Thérapeutique puise dans le règne minéral, *da quel regno onde non esce quasi sostanza stimulante.*

les sectateurs de la théorie italienne n'ont aucun égard aux évacuations qui suivent leur administration. Ils assurent que tous ces moyens dépriment les forces par la seule impression qu'ils exercent sur les organes, à la manière de l'eau de gomme, des boissons mucilagineuses, etc. etc. Leur propriété contre-stimulante est pour eux, si indépendante des évacuations qu'ils peuvent produire, que loin de chercher à les faciliter, ils s'appliquent à les prévenir.

Toute substance qui réussit ou semble réussir dans les affections hypersthéniques, est donc un *contre-stimulant.*

Si l'on considère que les médecins de cette secte, bien que se dirigeant d'après les mêmes principes, n'ont pas, tous, employé les mêmes moyens, et qu'il a suffi qu'ils aient obtenu des résultats analogues pour les engager à réunir les médicamens qui leur paraissaient agir d'une manière identique, on ne sera pas surpris de l'étendue excessive de la classe des contre-stimulans. Elle contient, en effet, des substances médicamenteuses prises dans les trois règnes, qui, par leur action bien constatée, n'ont aucune espèce d'analogie.

Il s'en faut bien que la classe des stimulans soit aussi nombreuse. Les substances auxquelles on accorde la propriété de relever les forces, sont l'opium, le camphre, le vin, l'alcool, le musc, l'ammoniaque, l'éther, l'acide carbonique, le calorique, l'électricité, le phosphore et les substances aromatiques. On n'est pas encore d'accord sur la propriété contre-stimulante ou stimulante du quinquina. Les stimulans sont aux maladies de contre-stimulus, ce que les contre-stimulans sont aux maladies de stimulus. Les uns et les autres sont employés comme une espèce de pierre de touche, pour reconnaître le caractère, la nature, et jusqu'au degré d'intensité des maladies. Toute affection qui guérit sous l'influence des stimulans, est déclarée asthénique, quels que soient d'ailleurs ses symptômes. La faiblesse est d'autant plus grande, que le malade supporte une plus haute dose de ces moyens. Il en est de même pour les contre-stimulans. La tolérance des agens thérapeutiques, pris dans l'une et dans l'autre classe, est une espèce de thermomètre d'après lequel on juge du degré d'intensité des maladies, beaucoup mieux que par l'observation des symptômes.

C'è en questa tolleranza più assai che ne sintomi un termometro della diatesi.

(*Tommasini. Dell'infiammazione et della febre continua.*)

Les contre-stimuslites admettent des spécifiques d'organes. Les remèdes ont des affinités spéciales avec certaines parties de notre corps, dans les maladies desquelles ils jouissent d'une propriété directe et particulière.

Le tartrate antimonié de potasse est le spécifique

du poumon et de son inflammation ; le nitre celui des reins et du diabétès ; la gomme-gutte celui du gros intestin et de la dysenterie, etc.

Les doses auxquelles les contre-stimulistes administrent les substances médicamenteuses les plus énergiques, sont telles qu'il semble impossible aux malades de les supporter. Le docteur Borda ne craint pas de faire prendre, en vingt-quatre heures, un gros de tartre émétique, dans les péripneumonies les plus intenses, etc. (1).

Les médecins contre-stimulistes s'attachent moins à raisonner sur les maladies, pour en rechercher les remèdes, qu'à déterminer l'action des remèdes, pour reconnaître le caractère des maladies. Pour

---

(1) Consultez, sur la Doctrine italienne, Rasori. *Storia della Febre petechiale di Genova*, *anni* 1799, 1800.

Dell'azione della digitale nel systema vivente ; dell' uso della gomma gotta ne' flussi intestinali e del nitro nel diabete ; delle peripneumonie inflammatorie e del curare principalmente col tartaro stibiato.

Tommasini. Ricerche patologiche sulla Febre di Livorna e sulla Febre gialla Americana, 1805.

Della nuova Dottrina medica Italiana. 1816 - 1817.

Saggio sull' Infiammazionne e sulla Febre continua.

Histoire de quelques doctrines médicales, etc., par M. Foderà.

Exposition de la doctrine de Jacques Tommasini, etc. ; par J.-P. Bousquet. Revue médicale, tom. 7, 8 et 9.

Exposition sommaire de la nouvelle Doctrine médicale italienne ; par J. Coster.

distinguer la diathèse hypersthénique ou hyposthénique des affections morbides, ils mettent toute leur confiance dans les effets seuls des médicamens, dont le succès ou l'insuccès leur fait juger de la nature des maladies; c'est ainsi qu'au lieu de dire, diathèse sthénique, ou diathèse asthénique, ils veulent qu'on dise, état maladif curable par les *contre-stimulus*, et état maladif curable par les *stimulus*.

Non vuolsi desumere la diatesi dai sintomi d'una malattia, o della debollezza, dirò cosi, fisiologica del soggetto: vuolsi desumere d'all'indole de' rimedi che giovano. In vece di chiamar la diatesi stenica, o di stimolo, ed all'oposto diatesi astenica, o di controstimolo, chiamate la prima stato morboso curabile coi contro-stimoli, *chiamate la seconda* stato curabile cogli stimoli: *vedrete quanto sia vero in pratica, che il maggior numero di malattie e curabile col metodo contro-stimolante.* (*Tommasini.*)

L'étude des maladies par l'examen du résultat des médications est une chose possible, d'après l'axiome, *Curationes morborum naturam ostendunt.* Mais, pour arriver à la connaissance de la nature des états morbides par cette voie, il faut s'attacher plutôt à saisir les véritables indications que présentent les maladies, et à bien déterminer les effets réels des remèdes, qu'à faire triompher des idées théoriques que l'on a préconçues.

Lorsque nous n'avons pu arriver à la connaissance de la nature d'une maladie, par l'observation et l'analyse de ses principaux symptômes, comparés avec toutes les circonstances qui l'ont précédée et qui l'accompagnent, il nous reste un autre moyen d'investigation. Ce moyen, qui est connu dans les écoles sous le titre, *a juvantibus et lædentibus*, consiste à faire des essais plus ou moins réitérés de remèdes d'une vertu diverse et même opposée. On observe leur action, et d'après les résultats avantageux ou nuisibles de celle-ci, on parvient à découvrir l'espèce et le caractère de l'affection morbide que l'on recherche. C'est par des épreuves successives de toniques, d'émolliens, d'émissions sanguines, d'évacuans, etc., et par les inductions que l'on tire des effets de leur application, que la nature de la maladie peut nous être dévoilée.

Ce n'est ici qu'un moyen indirect d'investigation, qu'on ne doit employer qu'au défaut des lumières qui nous sont données directement par l'examen analytique des phénomènes de la maladie et de ses causes, et dont il importe d'user avec d'autant plus de circonspection, que ce genre d'essais n'est pas toujours sans inconvénient pour le malade. On ne saurait donc, à l'exemple des contre-stimulistes, négliger la considération des symptômes pour se borner à l'étude des effets des remèdes, et pour déduire de ces derniers seuls nos connaissances pathologiques.

Quelque singulière que puisse paraître la théorie

du contre-stimulus, il est posssible de se rendre raison du succès qu'on obtient de l'usage d'agens thérapeutiques si différens dans leur action et classés, d'une manière arbitraire, au nombre des contre-stimulans, si l'on considère, 1.° l'espèce de perturbation, que l'administration de fortes doses de substances médicamenteuses très-énergiques, est capable de produire dans toute l'économie, et qui devient utile en changeant l'ordre et la nature des affections morbides; 2.° l'action révulsive ou dérivative que des moyens irritans, portés sur une partie, y déterminent, et qui peut décomposer un état de fluxion qui se trouvera un des élémens principaux de la maladie; 3.° enfin, la métabole plus ou moins heureuse que le remède contre-stimulant opère dans le siége et dans la nature de l'affection morbide.

Les contre-stimulistes admettent des spécifiques d'organes, et des spécifiques de maladies; mais ils ont beaucoup trop augmenté le nombre de ces remèdes, en accordant la spécificité à des substances dans lesquelles l'expérience clinique ne l'a pas encore démontrée par une série suffisante d'observations bien constatées.

Est-on fondé à assurer que le tartrate antimonié de potasse soit le spécifique du poumon et de son inflammation, le nitre celui des reins et du diabétès, la gomme-gutte celui du gros intestin et de la dysenterie, etc., etc.?

Il faudrait, pour établir une pareille proposition,

que ces remèdes et une infinité d'autres que l'on classe parmi les spécifiques d'organes et de maladies, eussent, en faveur de leur spécificité d'action, une somme de faits telle qu'on pût les regarder comme guérissant souvent, et plus souvent les états morbides contre lesquels on les dirige, que tout autre remède; et qu'il fût impossible d'expliquer leur vertu par des propriétés générales ou par des analogies physiologiques.

Le titre de spécifique est acquis au quinquina, au mercure et autres moyens de ce genre, par le nombre et par la certitude des guérisons qu'ils ont produites.

On doit reconnaître, sans doute, deux ordres de spécifiques, des spécifiques d'organes et des spécifiques d'affections ou d'états morbides.

1.° Il est bien prouvé qu'il existe des substances médicamenteuses qui portent leur impression plutôt sur une partie que sur une autre; ces substances, quelque mode qu'on ait adopté dans leur exhibition, sémblent choisir parmi tous les organes celui qui leur convient, et sur lequel elles ont une action spéciale. Le tartrate antimonié de potasse dirige ses effets sur l'estomac, et occasionne le vomissement; les cantharides agissent sur l'appareil genito-urinaire; l'opium sur le système nerveux, de quelque manière qu'ils aient été administrés. Ces moyens ne sont pas les seuls qui jouissent d'une faculté *élective* sur certains organes.

2.° Quoi qu'en disent certains systématiques, on ne saurait nier qu'il n'existe des spécifiques d'affections ou des indications qui ne peuvent être remplies que par des moyens spécifiques.

Le caractère de la spécificité est de guérir beaucoup plus fréquemment un état morbide donné, contre lequel elle a une manière d'agir que l'expérience seule a démontrée, et qu'on ne peut rapporter à des propriétés générales bien connues.

Une condition indispensable à l'efficacité d'un remède spécifique, est que l'état morbide contre lequel il est approprié, soit dégagé de toute complication.

C'est ainsi que l'état périodique simple, la fièvre intermittente, qui n'est entretenue que par cet état, présente une indication qui trouve son remède spécifique dans le quinquina. Mais si la fièvre n'est pas simple, si elle est compliquée d'une inflammation, d'un état bilieux, d'un éréthisme nerveux, de quelque embarras d'un des viscères abdominaux, l'écorce du Pérou, qui n'a aucune action contre ces sortes de complications, loin d'enlever la fièvre, ajoutera à son intensité.

Ce sont ces complications diverses qui restreignent singulièrement le nombre des spécifiques, en s'opposant souvent à leurs bons effets, et qui nous permettent d'établir, que s'il y a des *spécifiques d'affections*, il n'y a point de *spécifiques de maladies*. Celles-ci ne sont pas toujours réduites à une simplicité telle qu'elles ne présentent qu'une seule indication, et l'état morbide qui les entretient n'est pas, dans toutes les circonstances, une affection spéciale qui ne puisse céder qu'à des moyens spécifiques.

C'est d'après ces principes, qu'on doit juger de la prétendue vertu spécifique, dont les contre-stimulistes ont été si prodigues à l'égard d'un grand nombre de substances médicamenteuses.

Il faudrait, pour assurer que le tartrate antimonié de potasse, par exemple, est le spécifique du poumon et de son inflammation,

1.° Qu'une longue suite d'expériences eût prouvé que cette préparation antimoniale a guéri plus fréquemment et plus sûrement ce genre de maladie, que tout autre agent thérapeutique;

2.° Que la péripneumonie fût une maladie simple, et un état morbide toujours identique et sans complication, état que le tartre émétique détruisît d'une manière directe, sans qu'on pût expliquer, dans aucun cas, son mode d'action, par des propriétés générales connues.

Mais on n'a pas encore, en faveur de la spécificité de ce moyen, une somme d'observations qui la constatent dans le traitement de l'inflammation du poumon. La péripneumonie n'est pas une maladie simple; elle est, au contraire, une maladie composée de la douleur, de la fluxion et de la phlogose; c'est d'après la prédominance de l'une ou de l'autre de ces affections élémentaires, que la Thérapeutique de cette inflammation doit être dirigée. Enfin, l'inflammation du poumon n'est pas toujours une affection de la même nature et dégagée de toute complication. Il y a des péripneumonies inflammatoires, catarrhales, bilieuses; il y en a de malignes, etc. Le tartre stibié ne pourrait donc être regardé comme le spécifique de l'inflammation du poumon, qu'autant qu'il aurait la vertu de combattre et de décomposer directement, non-seulement, les affections élémentaires qui concourent à la formation de cette maladie, mais encore celle d'être approprié aux complications diverses, qui lui impriment un caractère essentiel distinct.

Un autre vice radical de la nouvelle doctrine italienne, est de supposer que le corps vivant n'est susceptible que de deux modifications morbides opposées, de n'admettre, parmi les médicamens, que des *stimulans* et des *débilitans*, et enfin de donner à l'état inflammatoire une influence excessive et exclusive dans la formation des maladies.

Nous avons déjà montré la fausseté des deux premières propositions; nous verrons bientôt que toutes les maladies ne peuvent être ramenées à l'inflammation, comme à leur cause la plus générale, et que l'inflammation elle-même n'est pas toujours une maladie identique, et n'indiquant qu'une seule espèce de moyens.

Doctrine physiologique.

L'auteur de la doctrine physiologique a pris, pour base de son système, l'altération pathologique des tissus et de leurs propriétés vitales, en partant de la considération physiologique de ces tissus et de ces propriétés, que l'on ramène à une seule, la faculté qu'a le corps vivant d'être excité ou irrité. Suivant M. le docteur Broussais, l'examen des parties et des organes du corps de l'homme, dans l'état de santé, est le terme de comparaison qui doit nous diriger pour déterminer jusqu'à quel point, dans l'état de maladie, ces mêmes parties ou organes ont été dénaturés, ou modifiés dans les conditions de leur structure normale, et avec elles dans les propriétés vitales qui en dépendent.

Les lésions pathologiques des divers tissus, sont caractérisées par l'augmentation ou par la diminution des phénomènes vitaux. Le premier de ces états est une *sub-irritation* ou *irritation* morbide, le second une *ab-irritation*.

Le phénomène auquel M. Broussais donne la plus grande importance dans les maladies, est l'*irritation;* c'est sur l'irritation qu'il a établi la théorie de presque toutes les maladies. L'irritation est la cause la plus fréquente de l'état morbide; elle constitue l'essence des fièvres, des inflammations, des hémorrhagies, de toutes les névroses actives, du plus grand nombre des lésions organiques, etc.

L'ab-irritation entretient les stagnations d'humeurs, d'où naissent quelques espèces de cachexie séreuse, etc. La diminution d'action du système nerveux occasionne les paralysies ou névroses passives, etc.

Toutes les maladies sont locales, il n'existe aucune fièvre essentielle ; c'est l'irritation qui entretient toutes les maladies fébriles, elle a son siége dans la membrane muqueuse gastro-intestinale. Les fièvres, de quelque nature qu'elles soient, quelque forme qu'elles revêtent, sont toutes, sans distinction, des affections locales, et des irritations de la membrane muqueuse qui tapisse l'intérieur de l'estomac et de l'intestin grêle. Les symptômes qui se présentent aux diverses époques des fièvres, soit du côté de la tête, soit du côté de la poitrine, etc., ne sont que des effets sympathiques de la *gastro-enterite* simple ou compliquée, à laquelle les fièvres essentielles des auteurs se rapportent. Toutes les fièvres prescrivent, à quelque période qu'elles soient parvenues, une seule méthode de traitement, la diète absolue, l'eau gommée et l'application d'un nombre indéterminé de sangsues, sur le pourtour de la cavité abdominale. L'autopsie cadavérique vient à l'appui de cette théorie, et manifeste toujours, suivant M. Broussais, l'engorgement des vaisseaux capillaires sanguins, qui se distribuent à la surface de la membrane muqueuse gastro-intestinale.

Les maladies étant ramenées à deux altérations principales des tissus et des forces, l'excès de vigueur et la faiblesse, l'*irritation* et l'*ab-irritation*; il ne peut y avoir que deux manières de les traiter, la méthode affaiblissante ou anti-phlogistique, et la méthode excitante. Les émissions sanguines au moyen des sangsues, les émolliens, les boissons légèrement acidulées, l'eau gommée, le sirop de gomme, et quelques autres substances analogues composent le traitement de l'irritation. Les émétiques, les purgatifs, les diaphorétiques, les toniques, les rubéfians, etc., entrent dans la classe des stimulans, dont la méthode excitante se sert pour combattre l'ab-irritation et pour relever les forces. Ces derniers moyens sont aussi employés dans quelques cas contre l'irritation, à titre de révulsifs.

Les remèdes excitans sont prescrits à la dose la plus petite possible, dans la crainte d'irriter l'estomac; et lorsqu'on les administre, on prend les plus grandes précautions pour s'assurer qu'il n'existe aucune irritation gastrique. On est prodigue, au contraire, des remèdes antiphlogistiques. Le nombre des sangsues à appliquer est infini, les malades sont inondés de boissons émollientes, etc.

La doctrine de M. Broussais présente les mêmes vices que nous avons remarqués dans les hypothèses, par lesquelles on a classé tous les faits qui sont relatifs à l'état malade et aux méthodes de traitement, dans une *dichotomie* dont les limites sont trop resserrées pour embrasser l'ensemble de ces faits et leurs combinaisons diverses. Cette doctrine reste donc soumise aux mêmes objections que nous avons déjà opposées à ces divisions dichotomiques.

Nous ajouterons seulement quelques réflexions sur les circonstances auxquelles M. Broussais donne une si grande importance, qu'il en déduit toutes les idées fondamentales de son système. Ces circonstances sont :

1.° La nécessité d'éclairer la pathologie par la physiologie, et de puiser dans celle-ci les principes de toutes les explications pathologiques;

2.° L'irritation ;

3.° L'influence de l'estomac et de l'intestin grêle, ou plutôt de leur membrane muqueuse, sur toute l'économie animale ;

4.° L'autopsie cadavérique.

Nécessité d'éclairer la pathologie par la physiologie, etc.

Nous ne saurions mettre en question les avantages que la pathologie peut retirer de la physiologie.

La santé et la maladie n'étant que des modifications d'un seul et même état, l'état de vie, il est évident que les phénomènes qui appartiennent à l'une et à l'autre, sont liés par des rapports dont la connaissance ne peut que servir à les éclairer réciproquement, en sorte que la physiologie et la pathologie se prêtent des secours mutuels, ou plutôt ce sont deux parties d'une même science, celle qui s'occupe de la nature de l'homme, *de naturâ hominis.* (Hippocrate.)

La science de l'homme ne peut être complète que par la considération de l'universalité des faits qui se rapportent à l'état sain et malade. Cette science, lorsqu'elle étudie les mouvemens, ou les déterminations de la puissance vitale, dans la santé, prend le nom de physiologie; elle s'appelle pathologie, lorsqu'elle considère les déterminations de cette cause dans les actes qui s'éloignent de l'état normal et qui composent la maladie.

Les applications de la physiologie, c'est-à-dire, de l'observation des phénomènes de la vie, considérée dans l'état sain, à l'étude des aberrations que ces phénomènes peuvent éprouver et qui constituent l'état malade, sont très-importantes et même indispensables. Ces applications qui ont été, de tout temps, d'un usage familier pour la plupart des médecins instruits, jettent le plus grand jour sur la nature des maladies, sur les indications thérapeutiques, et sur le mode d'action des médicamens, ainsi que sur les règles de leur administration (1).

Toutes les théories pathologiques sont déduites de la considération de l'état physiologique. Tous les médecins, excepté ceux qui se bornent à un empirisme grossier, partent d'idées physiologiques

---

(1) *Imo verò ex physiologia omnes ante dicti sapientiæ professores ostendunt, neminem posse morbos commode curare, qui corporis universi naturam non perspexerit.*

Galen. Method. medendi. Cap. II. p. 6. *t. X. ed. Chart.*

pour établir les bases de leurs doctrines médicales; mais tous n'ont pas des idées très-saines en physiologie: celles de M. Broussais ne peuvent être regardées comme plus exactes, ni dans les généralités, ni dans les détails.

Barthez a déduit les principes qu'il nous a laissés sur la science de l'homme, de la comparaison de tous les faits qui ont été bien observés tant dans la santé que dans la maladie. Il a embrassé, dans sa doctrine, les déterminations de la puissance vitale dans l'état régulier et les désordres qui surviennent dans cet état, ainsi que les déterminations que cette puissance y affecte. Personne n'a porté plus loin que Barthez, les applications des considérations de l'état sain à l'état malade. Sa théorie médicale est toute physiologique. Il pouvait faire ces applications avec d'autant plus d'avantage, que ses vues physiologiques étaient très-étendues, que sa doctrine sur la nature de l'homme ne se borne pas à l'appréciation d'un seul fait, pris isolément et généralisé outre-mesure, qu'elle embrasse, au contraire, tous les phénomènes de l'économie vivante, qu'elle en reconnaît toutes les analogies, et en distingue toutes les différences, en les rapportant à autant de causes expérimentales qu'il y a de faits primitifs différens.

Quelques auteurs modernes, au contraire, font dépendre tous les phénomènes de la vie d'un fait unique, l'excitation ou l'irritation, et d'une seule cause, la faculté qu'a le corps vivant d'être excité ou irrité par les agens extérieurs, excitabilité, irritabilité. Ils n'ont pu exprimer ainsi toutes les analogies et toutes les différences des phénomènes, aussi nombreux que variés, que ce corps présente, ce qui les a conduits à créer un système physiologique très-incomplet, sur lequel ils ont élevé des théories pathologiques tout aussi incomplètes, et des méthodes thérapeutiques qui ne peuvent satisfaire à la nature diverse des maladies.

On ne peut rendre raison des phénomènes de la vie par un seul fait auquel on les rapporte tous, et dont on déduit l'existence d'une force ou faculté vitale unique. On ne peut réduire toutes les maladies à deux lésions de cette propriété; on ne peut remplir toutes les indications thérapeutiques par deux genres de remèdes. Tel est, néanmoins, le résultat auquel conduisent nécessairement les systèmes physiologiques, dans lesquels on veut ramener tous les actes de la vie à un seul fait principal, l'*excitation* ou *irritation*, à une seule faculté, l'*excitabilité* ou *irritabilité* (1). Tel est le vice radical de

(1) Pour nous borner à une seule objection, l'excitabilité ou l'irritabilité peut-elle nous expliquer les actes par lesquels chaque organe répare ses pertes, ou cet autre acte par lequel chaque appareil sécrétoire change le sang en un autre fluide, tel que la salive, la bile, etc. ? Quel rapport y a-t-il entre la transformation des alimens en chyme, du chyme en chyle, du chyle en sang, et du sang en la matière de nos divers organes, etc., et les phénomènes de l'excitabilité ?

la doctrine de M. Broussais, qui ne mérite pas plus que toute autre le nom de Physiologique.

La vie et la santé sont, pour M. Broussais, le résultat de l'impression de certains agens sur les organes. Cette impression est ce qu'il appelle *excitation* ou *érection*. Si cette impression, ou l'influence des agens extérieurs est trop forte, ou différente de ce qu'elle doit être, il en résulte une *sur-excitation* ou *irritation;* si elle est moindre, il y a un état contraire, un état négatif, une *ab-irritation*. Ces deux états sont l'origine de toutes les maladies, avec cette différence que l'irritation est un phénomène plus généralement existant, et que la plupart des maladies sont rapportées à cette cause, tandis que le plus petit nombre est entretenu par la faiblesse. **L'Irritation.**

L'irritation est une affection des organes vivans, qui a plus d'intensité et moins de régularité que leur action dans l'état normal. C'est cette affection que M. Broussais regarde comme l'origine de presque toutes les maladies.

En établissant ce principe, l'auteur de la doctrine physiologique n'a considéré qu'un point de la question; il n'a examiné qu'une seule circonstance de l'irritation; il a mis de côté tous les autres rapports que l'irritation peut avoir avec les maladies, et ceux que celles-ci entretiennent avec l'irritation. Il n'a reconnu, enfin, qu'une espèce d'irritation, celle qui a pour caractère anatomique, l'engorgement du système capillaire sanguin, c'est-à-dire, l'irritation inflammatoire, ou celle qui se rapproche de cette dernière ; tandis que l'expérience clinique nous en fait distinguer d'autres espèces qui sont caractérisées par des phénomènes propres, et qui sont relatives aux méthodes de traitement diverses dont elle a constaté les bons effets.

L'irritation, ou la modification des forces vitales qui en est le principe, est souvent un élément de maladie, elle peut donc en être une des causes ; mais souvent elle est l'effet de causes très-différentes, comme aussi la cause d'effets qui offrent de nombreuses différences.

M. Broussais a négligé toutes ces considérations qui sont, néanmoins, de la plus grande importance pour le diagnostic, pour le pronostic, et pour le traitement des maladies.

L'irritation n'est, à la rigueur, une irritation simple ou une affection existante par elle-même, que lorsque les stimulus qui l'ont produite, après avoir exercé leur action, ne laissent dans la partie rien qui puisse altérer ou prolonger ses effets. C'est ainsi qu'une solution de continuité chez un individu bien constitué, donnera lieu à une plaie simple dans laquelle l'irritation qui n'est suivie d'aucun autre effet qui lui soit étranger, étant convenablement combattue, sera bientôt guérie, et avec elle la plaie qu'elle entretient. Mais supposez que l'individu qui aura été soumis à cette cause d'irritation, soit entaché d'un vice vénérien, dartreux, scrofuleux, etc., cette plaie, réduite d'abord à l'irritation, dégénère en ulcère plus ou moins rebelle. Il existe ici une cause intérieure qui dénature les effets de l'irritation primitive, y ajoute une irritation nouvelle produite par la complication de l'un de ces vices qui, dans ce cas, doit fixer toutes les vues thérapeutiques. Ce n'est donc plus une irritation simple qu'on a à combattre, mais bien la cause qui l'entretient, et ce ne sera qu'après la destruction de celle-ci que l'ulcère disparaîtra.

Les stimulans extérieurs peuvent donc produire une irritation; mais celle-ci ne reste pas dans un état de simplicité; elle reçoit de grandes modifications de l'influence des autres irritans intérieurs, qui varient suivant la disposition du sujet, et qui sont eux-mêmes capables de développer des maladies diverses plus ou moins graves (1).

M. Broussais ne voit, dans toutes les maladies, que la suite de l'irritation, et les différences qu'il établit entr'elles, se bornent au seul degré d'intensité de l'irritation et de ses effets, ainsi qu'à la diversité du lieu où elle est fixée. Mais il est bien aisé de reconnaître qu'il y a, dans un grand nombre de maladies, autre chose que plus ou moins d'inten-

---

(1) Voy. Mémoires de médecine, etc.; par J. B. E. Demorcy-Delletre.

sité dans l'irritation, et que la plupart présentent des différences bien réelles dans la nature, ou la cause de l'irritation et de ses effets, différences qu'on ne saurait tirer du seul degré de l'irritation et du siége qu'elle occupe; différences bien autrement importantes, puisqu'elles deviennent la source des seules indications curatives vraiment utiles.

En partant des principes de la doctrine physiologique, on est obligé de confondre des affections morbides qui n'ont aucun rapport entr'elles, et qu'il est très-essentiel de distinguer, si l'on veut adopter des vues saines de Thérapeutique. D'après ces principes, le rhumatisme et les tumeurs blanches des articulations se trouvent confondus dans le même genre de maladies, sous le nom d'*arthrites*, soit aiguës, soit chroniques, et dépendent de l'irritation plus ou moins vive des articulations. On leur oppose la même méthode de traitement, c'est-à-dire, les émissions sanguines locales plus ou moins réitérées, les applications émollientes, etc., qui, dans tous les cas, paraissent également indiquées aux sectateurs de la nouvelle doctrine. Peut-on réunir des objets aussi disparates? Le traitement des tumeurs blanches des articulations offre-t-il les mêmes indications que le rhumatisme inflammatoire? Quelle analogie y a-t-il entre une tumeur scrofuleuse du genou et un engorgement inflammatoire de cette même articulation, qui peut se présenter dans quelques espèces de rhumatisme? Car il faut bien savoir que les rhumatismes ne sont pas tous de la même nature.

Dans les affections scrofuleuses, tous les systêmes organiques sont dans un état de langueur et d'inertie; la force tonique des vaisseaux capillaires sanguins, est au-dessous de l'état normal, le systême lymphatique est lui-même dans l'affaissement. Un des caractères principaux de ces maladies est la faiblesse, et on ne peut les guérir, ainsi que l'observation le démontre tous les jours, que par l'usage des toniques et des excitans. S'il survient de l'irritation pendant leur cours, elle est passagère, et il est bien rare qu'elle prescrive l'usage d'une méthode anti-phlogistique, telle que pourrait l'exiger une irritation inflammatoire existante par elle-même.

Je ne nie pas que l'inflammation ne puisse se joindre quelquefois à l'état scrofuleux. Il s'agit alors de déterminer dans quel rapport se trouvent ces deux affections. Lorsque l'inflammation acquiert une prédominance marquée sur les scrofules, elle constitue un élément de plus qu'il faut traiter, comme s'il existait indépendamment du vice scrofuleux. L'inflammation devient, dans cette circonstance, un sujet d'indication thérapeutique : ce qui n'empêche pas, quand elle a été calmée, qu'il ne faille s'occuper des médications relatives aux scrofules.

En admettant que l'irritation concoure à la formation de quelques maladies, on est forcé de convenir que l'irritation a, sur la constitution en général et sur les organes en particulier, des effets qui varient suivant la disposition où se trouvent cette constitution et ces organes, et que ces effets deviennent eux-mêmes des élémens morbifiques de nature diverse, qui doivent fixer toute l'attention du médecin, puisqu'ils fournissent des données principales pour un traitement différent. On sait que l'irritation amène la fluxion, la congestion, l'inflammation, l'altération des humeurs, celle des solides, etc.

Il importe de savoir aussi, que l'irritation développe des accidens qui sont en rapport avec les diverses périodes des maladies; que l'irritation ne peut se soutenir au même degré dans toutes ces périodes; que s'il y a irritation dans la première, cette irritation décroît à mesure que la maladie avance vers son terme, et que sur la fin, il succède le plus souvent un état de faiblesse, qui est en raison de la vivacité de l'irritation ou de la réaction antécédente.

Il n'est pas moins essentiel de reconnaître, que l'irritation n'est pas, dans toutes les occasions, un état identique, qui soit susceptible de céder aux mêmes moyens curatifs. L'irritation nerveuse ne saurait être confondue avec l'irritation inflammatoire. Les remèdes qui calment la première sont non-seulement insuffisans pour combattre la seconde, mais encore ils ajoutent à son intensité. Les anti-spasmodiques, les narcotiques ne sauraient être assimilés, dans leurs effets, aux anti-phlogistiques.

Ce serait donc s'abuser d'une manière fort étrange, si l'on ne considérait dans le plus grand nombre des maladies que l'irritation, et si l'on ne voyait dans ce phénomène qu'un état toujours permanent, toujours identique, provenant toujours d'une seule cause, toujours suivi des mêmes effets, toujours enfin susceptible d'être traité avec un égal succès par les mêmes moyens thérapeutiques.

Influence de l'estomac et de l'intestin grêle, ou plutôt de leur membrane muqueuse sur toute l'économie animale.

L'influence que les organes digestifs exercent sur toute l'économie vivante, est connue depuis long-temps. La plupart des médecins anciens et modernes ont parlé des forces épigastriques, et du rôle essentiel que l'estomac remplit dans l'état de santé et de maladie. Ce n'est donc point une chose nouvelle que l'importance de l'action attribuée à cet organe sur tout le corps; mais ce qui est nouveau, c'est d'en déduire la plus grande partie des principes de la Pathologie et de la Thérapeutique. Les médecins, guidés par le véritable esprit d'observation, avaient réduit cette influence à ce qu'elle a de réel et de bien prouvé, et ils n'avaient pas été au-delà du résultat des faits, pour établir que le *mobile de toute la pathologie est la connaissance des affections gastriques*. L'étude de ces affections est fondamentale et la plus importante de tout le systême pathologique, pour M. le docteur Broussais qui regarde l'estomac avec l'intestin grêle, comme le siége d'un grand nombre de maladies, et notamment de toutes les fièvres.

L'observation de quelques faits avait déjà appris que la fièvre peut dépendre, dans certaines circonstances, d'une irritation inflammatoire de l'estomac et des intestins ; mais l'idée n'était encore venue à aucun médecin de tirer de ces faits une proposition aussi générale, que celle qui, donnant l'exclusion à toute autre cause productrice de la fièvre, en fixe d'une manière invariable le siége et l'origine dans ces organes, en la rapportant toujours à la gastro-entérite.

L'analyse et la comparaison exacte de tous les faits observés au sujet des fièvres, nous obligent à reconnaître que la fièvre peut se présenter sous trois états bien différens, pendant le cours des maladies aiguës et chroniques.

1.° La fièvre, ou cette excitation spéciale du systême sanguin qui la caractérise, peut exister par elle-même et indépendamment de toutes les affections diverses, soit générales, soit locales, qui peuvent s'y joindre, et qui déterminent telle ou telle espèce de fièvre. Elle peut prendre une prédominance excessive sur les autres élémens qui concourent avec elle, à la formation d'une maladie; et dans ces deux circonstances, elle constitue une affection simple essentielle, et une source principale d'indications curatives qui doivent être remplies, au moyen des remèdes anti-pyrétiques.

2.° La fièvre se lie à divers états morbides, soit généraux, soit locaux, dont elle résulte comme un effet de sa cause; elle n'est alors qu'un symptôme qui ne saurait être le but d'un traitement spécial, et qui n'est susceptible de céder qu'aux méthodes curatives dirigées contre l'affection essentielle qui l'entretient : telles sont les fièvres dites essentielles, inflammatoires, bilieuses, etc.; les fièvres consomptives ou hectiques qui dépendent d'une phlegmasie chronique, ou de la suppuration de quelque organe, et enfin les fièvres symptomatiques de l'inflammation aiguë d'une des parties du corps, parmi lesquelles l'inflammation de la membrane muqueuse gastro-duodénale n'a pas le privilége exclusif d'exciter la fièvre.

3.° Enfin, la fièvre est souvent un mouvement salutaire que la nature suscite pour la solution de quelques états morbides, un acte constitutif de certaines maladies, par lequel elle amène des révolutions critiques, et que l'art s'est approprié dans un grand nombre de cas, d'après les procédés d'une méthode de traitement empirique imitatrice.

Ces principes, qui sont l'expression la plus rigoureuse de tous les faits bien constatés, fournissent des vues thérapeutiques d'autant plus exactes, qu'elles sont applicables au plus grand nombre d'états maladifs avec fièvre.

Autopsie cadavérique.

L'anatomie pathologique est regardée par M. Broussais, comme le vrai pivot sur lequel roule toute la science de la médecine ; c'est sur les résultats des autopsies cadavériques qu'il a cherché à établir les preuves de toutes ses théories.

L'anatomie pathologique est d'un grand secours dans toutes les occasions où elle peut nous éclairer : et le médecin qui veut profiter des ressources que les divers moyens d'investigation lui offrent, ne saurait méconnaître toute l'étendue des services que peuvent lui rendre les travaux anatomiques. Mais en reconnaissant l'importance de ces services, on est forcé de convenir que les connaissances fournies par la nécropsie sont insuffisantes pour établir le fondement de la Pathologie et de la Thérapeutique.

Une confiance exclusive dans les recherches anatomico-pathologiques a conduit M. Broussais, 1.° à rejeter toute affection générale, et à n'admettre que des maladies locales ; 2.° à regarder l'inflammation comme la cause la plus commune des maladies, et à ne reconnaître qu'une seule espèce de cet état morbide.

L'auteur de la doctrine physiologique ayant cru avoir déterminé la nature et le siége de toutes les maladies, d'après les traces matérielles qu'elles laissent dans les organes, a prétendu que toutes les maladies étaient concentrées dans la partie sur laquelle elles étaient fixées, qu'elles étaient toutes locales ; que leur nature dépendait des altérations des tissus de ces organes , et que ces altérations présentant le plus souvent les caractères de l'inflammation , elles ne pouvaient reconnaître d'autre cause que l'irritation ou l'inflammation. C'est sur ces principes qu'il a fondé toutes les règles de sa Thérapeutique.

1.° L'observation clinique prouve qu'il est des affections morbides de tout l'individu , et dont on chercherait en vain le siége spécial.

Peut-on rapporter à une lésion locale la fièvre éphémère , la synoque non putride , la fièvre ataxique , la fièvre putride ou adynamique et autres? Quels sont les organes qui sont affectés plus spécialement dans ces fièvres qui intéressent l'ensemble de la constitution ?

Dans les fièvres exanthématiques (rubéolique, variolique , érysipélateuse , etc.), la fièvre est si peu sous la dépendance de l'affection locale, que, lorsque l'éruption est terminée , la fièvre diminue d'intensité ou disparaît même tout-à-fait.

Dans la variole, il est si vrai que l'affection générale est indépendante de la lésion organique ou locale, que celle-ci peut manquer, et la maladie suivre son cours, et prendre tout son développement; tandis que l'affection locale seule , et sans les accidens qui annoncent un état morbide de toute la constitution , n'amène pas le travail dépuratoire qui est nécessaire pour préserver de toute infection ultérieure. Les observations de Sydenham, de Borsieri, de Fouquet, de MM. Chrestien, Reil et autres, attestent que l'éruption cutanée ne constitue pas toujours l'essence de la variole, et qu'on peut être exempt de la contracter ensuite, lors même qu'on n'a pas eu une seule pustule, pourvu qu'il se soit déclaré une fièvre variolique. M. Siebert admet l'existence d'une variole locale et sans fièvre; celle-ci ne garantit pas de l'infection. Le professeur Fouquet (1) et M. le docteur Chrestien (2) avaient eu plus d'une occasion de constater la vérité de cette proposition, avant l'auteur qui l'a établie.

Le cancer, le tubercule scrofuleux, etc., peuvent-ils être regardés comme des maladies locales? Ils s'étendent à tous les tissus, et quel que soit leur siége, ils se reproduisent après qu'ils ont été enlevés.

La goutte, le rhumatisme aigu et chronique ne sauraient être regardés comme des affections locales, et n'intéressant ques les articulations qui en sont tourmentées; ce sont des maladies de toute la constitution. Leur principe ne se borne pas aux articulations; il peut porter son action sur tous les organes, et y déterminer des lésions plus ou moins graves. Lorsqu'elles suivent leur marche la plus régulière, elles parcourent successivement toutes

(1) Traitement de la Petite Vérole, etc., par M. Henri Fouquet.

(2) Opuscule sur l'Inoculation, etc., par M. Chrestien.

les articulations jusqu'à ce que leur cause soit entièrement épuisée.

Les symptômes syphilitiques constituent-ils la nature de la maladie, et ne sont-ils pas l'effet d'une infection générale ?

En considérant les maladies comme des affections locales, il ne faut plus que traiter l'organe ; et le désordre des fonctions de cet organe correspondant à la lésion matérielle de ses parties, il s'agit de diriger les médications contre le dérangement fonctionnel, c'est-à-dire, contre les symptômes, sans s'élever à la cause qui les entretient, sans déterminer les rapports qu'ils peuvent avoir avec les divers états morbides de la constitution, et avec les efforts que la nature peut tenter pour la solution de ceux-ci. Les cures symptomatiques ou palliatives sont donc les seules qui puissent résulter d'une pareille considération.

On est forcé de reconnaître, d'après le résultat le plus général des faits, que les maladies sont des affections de la puissance vitale, ou de tout l'organisme, en tant que vivant, dont les effets peuvent être exprimés, tantôt dans l'ensemble de la constitution, tantôt dans tel ou tel organe en particulier. C'est ainsi que le vice scrofuleux, le vice cancéreux, l'état inflammatoire, en un mot, tous les états morbides peuvent se manifester par des symptômes généraux, ou qui intéressent tout le système, ou seulement par des symptômes locaux qui se rapportent aux désordres des fonctions d'une partie de ce systême.

2.° L'observation clinique démontre, qu'on a attribué à l'inflammation une influence qu'elle n'a pas dans la production de toutes les maladies après lesquelles on en a découvert les vestiges ; et que cette affection n'est pas toujours de la même nature, et n'indique pas toujours une méthode de traitement identique.

A. S'il est prouvé que sans le secours des autopsies cadavériques, on aurait méconnu des phlegmasies qui se manifestent dans le cours de quelques maladies, et qui souvent deviennent des sources d'indications thérapeutiques essentielles, il n'est pas également constaté que ces lésions exercent sur la génération de toutes les fièvres et de toutes les maladies aiguës et chroniques, l'action excessive et exclusive que l'on voudrait leur accorder.

Il importe, en effet, de remarquer que les traces de l'inflammation, comme celles de toutes les autres altérations cadavériques, n'étant aperçues qu'après la maladie, on ignore si l'inflammation remonte à l'origine de celle-ci, et en constitue la cause première ; ou si elle n'est qu'un de ses effets secondaires qui, se présentant dans son cours, et à une époque plus ou moins rapprochée de la mort, appartient à l'ordre des derniers phénomènes de la maladie, et n'a, par conséquent, qu'une influence très-bornée, ou même nulle, dans la constitution de cette maladie. Ainsi donc, quoique l'inflammation dont on a trouvé des vestiges sur les cadavres, dans un grand nombre de cas, puisse être liée à la nature de la maladie qui a précédé, au point de la constituer en entier, elle peut aussi en être un élément consécutif ou un effet qui, dépendant de la cause première de la maladie, ne doit indiquer d'autre traitement que celui qui est dirigé contre cette cause.

Il est reconnu que l'inflammation est la compagne inséparable de toutes les désorganisations, et même de toutes les maladies qui durent assez long-temps pour affecter profondément le matériel des organes, et leur nutrition intime; et cependant l'inflammation est bien loin de constituer la nature primitive, absolue et complète de toutes les maladies, comme le prétendent tous ceux qui se laissent abuser par les apparences cadavériques. Morgagni, dont l'autorité en anatomie pathologique ne saurait être récusée, dit à ce sujet: « Combien de fois ne m'est-il pas arrivé de trouver dans le cadavre, des marques certaines d'inflammation, quoique je fusse très-assuré que la maladie qui avait précédé était très-différente des maladies inflammatoires. » Page 195, n.° 21.

B. L'inflammation n'est pas toujours une maladie qui présente des caractères identiques, et qui soit susceptible de céder à une seule méthode de traitement. C'est, au contraire, une maladie dont le génie peut varier et offrir, par conséquent, des indications diverses et relatives aux différens états morbides dont elle est le produit.

L'inflammation qui est propre à l'érysipèle ne saurait être confondue avec l'inflammation phlegmoneuse. La première est une espèce de phlegmasie superficielle, mobile, qui porte le plus souvent son impression sur les membranes, et ne prescrit pas toujours les émissions sanguines.

L'affection catarrhale peut donner lieu à une autre espèce d'inflammation, dont les vésicatoires offrent le remède le plus sûr, suivant les observations des plus grands praticiens. (Baillou, Stoll, Pringle, Selle, Fouquet, Barthez, etc.)

Stoll, après Hippocrate, Galien, Baillou, Baglivi, a prouvé que l'état bilieux peut déterminer une espèce de péripneumonie qui, bien différente de l'inflammation ordinaire des poumons, contre-indique l'usage de la saignée, et est traitée avec le plus grand succès par les émétiques et les purgatifs.

Il existe des inflammations pulmonaires malignes, ou *cacoethes*, d'après Baillou, qui, au lieu d'une méthode antiphlogistique, prescrivent l'emploi des toniques et des excitans, tels que le quina, le musc, le camphre, etc., comme l'ont observé Franck, Rush et M. le professeur Broussonnet.

La pustule maligne, la gangrène circonscrite du poumon, que M. Laennec ne regarde pas comme la simple terminaison d'une inflammation trop intense, l'angine gangréneuse de Fothergill et d'Huxham, les fièvres éphémères gangréneuses, dont on trouve des exemples dans Hippocrate, (Epid. lib. I, ægr. IX), dans Borsieri, et que M. le professeur Broussonnet (1) a vu régner d'une manière épidémique, les effets du seigle ergoté, attestent, d'une manière incontestable, l'existence d'une inflammation qui, ayant pour caractère essentiel la mortification de la partie affectée, mérite de faire une espèce particulière, sous le nom d'inflammation gangréneuse.

Dans cette espèce, la méthode anti-phlogistique est non-seulement insuffisante, mais encore très-dangereuse, tandis que l'usage des excitans, des toniques, des antiseptiques, est seul capable d'arracher les malades à une mort certaine. La gangrène n'est pas ici la terminaison de la maladie; elle se manifeste dès le début, elle fait partie de ses premiers symptômes, et elle en constitue le caractère ; l'inflammation vraie, suscitée par les efforts de la nature, ou provoquée par l'art, d'après les principes d'une méthode de traitement empirique imitatrice, peut seule arrêter les progrès de cet état gangréneux.

La gangrène est liée alors à une disposition spéciale du système général, dont l'inflammation

---

(1) V. De la Gangrène, Dissert. de M. Victor Bally.

seule ne peut rendre raison. On est forcé d'admettre, avec les Anciens, pour la production de cette espèce, quelqu'agent inconnu dans sa nature, un principe septique ou délétère, qui frappe de mort les parties sur lesquelles il se dépose.

L'inflammation goutteuse, rhumatismale, etc., a quelque chose de particulier, présente des caractères propres auxquels il importe de faire la plus grande attention dans le traitement.

N'existe-t-il pas des inflammations qui sont subordonnées à l'action des vices spécifiques, et qui trouvent leurs seuls remèdes dans les moyens propres à les combattre ? Telles sont les inflammations, syphilitique, dartreuse, etc. (1).

Toutes les modifications que l'inflammation subit dans ces divers cas, servent à établir des distinctions d'autant plus importantes, qu'elles deviennent la source d'indications thérapeutiques, essentiellement différentes, et qui sont méconnues par tous ceux qui ne voient dans l'inflammation, rien au-delà de l'engorgement des vaisseaux capillaires sanguins (2).

(1) Voyez la thèse de M. le docteur Ribes : *Quelques Réflexions sur l'Anatomie pathologique.*

(2) Lisez sur la doctrine physiologique, Lettres à un médecin de province, par M. Miquel; et dans la Revue médicale, un article de M. Bousquet, *de la nouvelle Doctrine médicale, considérée sous le rapport de la mortalité.* Mars, 1827, p. 461.

L'exposition que je viens de faire des divers systêmes qui ont paru depuis les premiers temps de la médecine jusqu'à nous, a dû vous convaincre que chacun d'eux n'a considéré qu'une des faces de l'objet, qu'aucun n'a embrassé, dans ses théories, l'universalité des faits qui se rapportent à l'état malade, et qu'aucun n'a pu établir, par conséquent, toutes les indications thérapeutiques, prescrites par la distinction des affections variées qui concourent à la production et à la formation des maladies.

Dans ces systêmes, on a tâché de ramener toutes les altérations morbifiques que le corps de l'homme peut éprouver, à un ou deux états qu'on a déduits exclusivement, tantôt des changemens survenus dans le mouvement, ou dans la mixtion de la matière qui compose ce corps, changemens dont on a cherché les explications dans les sciences physiques et chimiques; tantôt des affections et des déterminations d'un principe conservateur et doué de prévoyance; tantôt de la surabondance et de la dépravation des humeurs; tantôt du resserrement, du relâchement, ou de l'état mixte des solides; tantôt de la lésion d'une des propriétés vitales qu'on a supposé exister seule, et ne pouvoir pécher que dans sa quantité d'action; tantôt, enfin, des dégradations des organes et de leurs tissus.

Il n'a pu résulter de ces considérations isolées, que des théories incomplètes, ou des fragmens de systême. Ce n'est point, en séparant les affections des solides de celles des fluides, les modifications des forces des altérations de l'organisation ; ce n'est point, en considérant les vices de tel ou tel organe, ou même les lésions de leurs tissus élémentaires, que l'on peut espérer de s'élever à un système général et complet de pathologie, qui exprime toutes les différences et les analogies des phénomènes morbides, et puisse servir de fondement à toutes les indications thérapeutiques. Car celles-ci ne peuvent être que le résultat, ou l'application des principes pathologiques, tirés de la connaissance et de la comparaison de tous les faits observés dans les maladies. Il faut donc, au lieu d'isoler les diverses modifications des forces, des solides, des fluides, de l'organisation, des organes et même de leurs tissus, les considérer toutes; et en suivant, dans leur étude, les règles d'une méthode analytique sévère, établir les rapports que ces modifications peuvent avoir entr'elles, pour constituer les causes ou élémens des maladies, et pour fournir les bases des indications. Il importe, en effet, de reconnaître que toutes les maladies ne sont pas identiques, qu'on ne saurait les réduire toutes à une ou deux affections, sous des formes diverses. Les maladies se distinguent par un plus grand nombre de circonstances qui spécifient la diversité de leur nature, et exigent des médications essentiellement différentes.

Les principes de la science thérapeutique ne peuvent être déduits que d'une théorie médicale, qui embrasse tous les faits dont se compose l'état malade Ce n'est dans aucune des considérations isolées qui vous ont été exposées, que la Thérapeutique dogmatique et pratique trouvera les indications, qui se rapportent à tous les phénomènes que nous présentent les maladies. Ce n'est point dans l'indication et dans l'emploi d'une ou de deux méthodes de traitement, qui se proposeront de corriger, ou d'évacuer les humeurs viciées ou surabondantes; de ramollir ou de resserrer les solides trop tendus ou trop relâchés; de rétablir le calibre des vaisseaux et d'y favoriser le libre passage des fluides; de reconstituer la composition chimique des parties intégrantes des fluides et des solides; de calmer ou d'exciter l'action des forces vitales, qui est en excès ou en défaut, etc.; ce n'est pas non plus dans l'administration isolée de l'une des classes des remèdes prescrits par chacune de ces indications, qu'on trouvera la solution de tous les problêmes thérapeutiques que nous offre l'observation clinique.

Il faut, pour arriver à la solution de tous ces problêmes, que le médecin s'élève à des vues plus étendues, qui, s'adaptant à tous les phénomènes maladifs que l'expérience a constatés, et les embrassant dans leur ensemble et dans leurs détails, lui fournissent toutes les sources d'indications dont le traitement des maladies se compose. Il est essentiel de savoir qu'il y a plusieurs indications, plusieurs méthodes thérapeutiques, plusieurs médications, plusieurs actions médicamenteuses, et qu'on ne peut, à l'exemple de certains auteurs, restreindre les traitemens à une ou deux indications, comme l'on ne saurait réduire toutes les maladies à une ou deux affections.

Si l'on consulte l'expérience, si l'on considère la diversité des opinions sur la nature et le traitement des maladies, si l'on tient compte du succès qu'on ne peut nier avoir été obtenu de l'usage de méthodes curatives différentes et même opposées, on se convaincra qu'il y a un certain nombre de méthodes de traitement, et que même la différence tranchante des curations peut servir à distinguer tout autant d'états morbides différens. La connaissance de ces derniers est fondée, en partie, sur la distinction des médications qui vient la compléter. *Medici antiquiores omnem scopum in curatione dirigentes tot morborum constituebant differentias, quot modis curationem eorum variari necesse erat, ut ubique in Hippocratis doctrina observare licet.* (Prosper Martian. *De morb. Lib. II. vers.* 219.)

Un système pathologique et par conséquent un système thérapeutique complet, doit recueillir toutes les données exactes qui sont éparses dans les diverses doctrines qui vous sont connues; mais il doit aussi élaguer ce qu'elles ont d'exagéré et d'exclusif. C'est par un choix judicieux des idées saines et des vues solides qu'elles contiennent, qu'on parviendra à une connaissance, aussi précise qu'il soit possible de l'espérer, de tous les états morbides, et à la détermination de toutes les médications dont l'observation a sanctionné l'efficacité.

Thérapeutique ; son objet et sa composition.

I. La Thérapeutique, *Methodus seu ratio medendi*, a pour objet de nous diriger dans le traitement des maladies. Elle se compose des indications dont elle est la science. Celles-ci se déduisent de la connaissance et de la considération de toutes les circonstances qui ont précédé, ou qui accompagnent l'état maladif, et de tous les phénomènes morbides bien vus, analysés et comparés. C'est de ces circonstances et de ces phénomènes qu'on tire un jugement ou une induction qui porte à agir de la manière la plus convenable, pour amener la solution ou la guérison de la maladie. *Indicatio est agendi insinuatio..... Omnis medendi methodus per indicationem fit.* (*Gal.*) (1).

L'indication sert de base à tous les plans de traitement que nous formons pour la cure des maladies. L'indication doit être déduite, non-seulement de l'examen de la maladie elle-même, et des phénomènes qui la constituent, mais encore des circonstances qui l'ont préparée, amenée et excitée, ou de ses causes ; des événemens probables qui peu-

(1) *Sequitur autem primum, ac maximè illud, quod omnis medendi methodus per indicationem fit ; nam, quidquid ab experientia sejunctum est, id totum indicatio nominatur. Gal. Method. med. cap. VII. lib. II.*

vent en résulter, du tempérament et de la constitution du malade, de son âge, de son sexe, de ses habitudes, de sa manière de vivre ; en un mot, de toutes les données qui, en nous éclairant sur la nature de la maladie, ou de ses élémens et sur ses suites, peuvent nous conduire à la connaissance de la meilleure manière de la traiter, et des modifications qu'elle doit subir, relativement à toutes les circonstances que je viens d'énumérer.

La Thérapeutique ayant pour but de guérir la maladie, il importe de se faire une idée aussi exacte que possible, de l'état maladif et de ce qui le constitue.

Maladie. Ce que c'est.

II. Bornés par la faiblesse de nos sens et de notre intelligence à la connaissance des qualités extérieures et superficielles des corps, nous ne pouvons les pénétrer en eux-mêmes, pour en déterminer l'essence, ou ce qui contient la raison de leurs qualités. C'est ainsi que dans l'étude des corps organisés et vivans, nous apercevons une succession de phénomènes, une série de mouvemens et d'actes qui nous les font distinguer des autres corps de la nature, et de l'observation desquels nous sommes arrivés à l'idée générale de la vie. Mais la vie nous est inconnue dans son essence ; tout ce que nous savons à ce sujet, se borne à la collection des divers phénomènes qu'on remarque dans les êtres qui sont doués de la faculté de vivre.

Dans la durée totale de l'existence de ces êtres, et plus particulièrement de l'homme qui doit faire le seul objet de nos recherches, nous avons observé que les actes qu'il exécute se succédaient tantôt avec ordre, tantôt avec un trouble qui allait jusqu'à menacer la vie de l'individu. Nous avons comparé ces phénomènes, et il en est résulté pour nous les idées de *santé* et de *maladie*, deux modifications principales d'un seul et même état, l'état de vie.

La maladie ne nous est connue que par comparaison avec la santé. On doit donc définir la maladie, cet état du corps vivant, dans lequel les fonctions qui lui sont propres sont dérangées, et ne s'exécutent point selon les lois ordinaires de la santé. C'est la seule définition que l'on puisse donner de la maladie, ce n'est qu'une définition *nominale*.

Nous ne connaissons donc pas d'une manière directe les modifications vitales qui constituent la maladie. Ces modifications ne tombent pas sous nos sens; elles ne se manifestent que par les effets qu'elles produisent, par le dérangement des fonctions, par les symptômes. La maladie est la réunion de plusieurs symptômes : mais pour avoir une notion précise de la maladie et des phénomènes qui la constituent, il faut s'élever jusqu'à la cause de tous les mouvemens et de toutes les opérations qui s'exécutent dans le corps vivant.

On doit regarder la maladie comme une modification de la puissance vitale, qui produit une série d'actes qu'on peut rapporter à plusieurs ordres. Car, ainsi que le dit Barthez, « dans la recherche de la génération des phénomènes morbides, on ne peut s'arrêter à l'altération de la constitution sensible du corps, et l'on est obligé de remonter jusqu'aux affections de la puissance chargée de maintenir ou de conserver cette constitution, et dont l'action affaiblie ou pervertie, a permis ou opéré une telle dégradation. »

Il faut en excepter, néanmoins, les cas dans lesquels la dégradation ou le vice est introduit par des forces mécaniques supérieures à celles de la vie, telles que les lésions par causes violentes et extérieures. Dans celles-ci même, lorsqu'elles sont établies, la puissance vitale suscite des mouvemens, des actes propres à réparer ces dégradations, comme on le voit dans la formation du cal pour les fractures des os, dans l'inflammation, dans la suppuration, dans la cicatrisation, etc. pour les plaies ou lésions des parties molles (1).

---

(1) Ces lésions (lésions physiques), dit M. Richerand, ne supposent pas l'état de vie ; on peut les imiter ; ou plutôt les produire sur le cadavre......... La production des lésions physiques est donc le plus souvent indépendante de la vie : ses actes ne servent qu'au développement de leurs symptômes. (Nosographie et Thérapeutique chirurgicales. t. I. p. LXXXIV. Lésions physiques).

Il faut, pour qu'il y ait maladie, que l'unité vitale soit provoquée à des actes insolites, contre nature, ou même fâcheux. Ainsi, dans l'engorgement d'une glande qui constitue le squirrhe simple, il n'y a pas proprement maladie; dans l'embarras ou obstruction d'un viscère qui ne s'accompagne d'aucun dérangement dans les fonctions, il n'y a pas non plus maladie. Il y aura maladie, si le squirrhe dégénère en cancer, si l'embarras du viscère tend à une fonte purulente, ou prend toute autre dégénération, parce que, dans ces circonstances, la cause de la vie est excitée à produire des déterminations qui sont le principe des phénomènes morbides et du dérangement des fonctions.

Dans le squirrhe, dans l'engorgement d'une glande qui en constitue l'état d'obstruction, il y a eu, sans doute, une lésion antérieure de cette puissance qui veille à la conservation de l'intégrité des organes, lésion dont la suite a été une accumulation de matière nutritive ou autre dans l'organe, et en a occasioné le développement vicieux; mais cette lésion antérieure s'est arrêtée, et l'altération organique qui en résulte ne constitue pas une maladie, puisqu'il n'y a pas de dérangement des fonctions ni aucun des phénomènes de réaction vitale qui forme l'état maladif.

L'état d'infirmité qui provient de la perte d'un membre ou de la destruction des fonctions de quelqu'organe des sens n'est pas non plus une maladie. Il faut, pour constituer celle-ci, non-seulement le dérangement des fonctions, mais encore une série d'actes suscités par la puissance vitale, qui s'écartent de l'état normal.

Affection. III. Il importe de distinguer la maladie de l'affection. La maladie résulte du concours de plusieurs symptômes, par lesquels elle se manifeste. L'affection est cette modification de la puissance vitale, ou, si l'on veut, de l'organisme vivant, qui constitue la nature réelle de la maladie, en établit le caractère, et peut seule être la source des indications thérapeutiques fondamentales. La maladie n'est que la manifestation ou l'expression d'un état intérieur qui en est la cause; celui-ci est l'affection. La pleurésie, par exemple, est une maladie qui résulte de la réunion de quelques symptômes, tels que la douleur de côté, la difficulté de respirer, la toux, les crachats sanglans, etc.; mais cette collection de symptômes n'est pas toujours entretenue par la même affection; il peut survenir un grand nombre de circonstances qui fassent varier celle-ci, au point qu'elle présente des caractères divers, et qu'elle exige une méthode de traitement différente. Au lieu d'indiquer des saignées répétées, la pleurésie peut se développer sous l'influence de circonstances qui rendent mortel l'emploi des émissions sanguines, et qui prescrivent l'usage de l'opium, de l'émétique, des vésicatoires, des diaphorétiques, seuls remèdes appropriés aux caractères variés qu'elle peut offrir. Cela tient à ce qu'il y a des affections diverses qui revêtent la forme de la pleurésie, qui n'est ici que la physionomie sous laquelle ces affections se montrent (1). Il faut donc que le médecin se serve des caractères que la maladie présente, pour découvrir l'affection, c'est-à-dire, cette modification, soit des forces, soit des solides, soit des fluides, qui est le principe de la maladie et le sujet de l'indication.

---

(1) « Il faut distinguer la maladie de l'affection. C'est ici la même distinction que celle que l'on fait dans le monde moral, entre le *sentiment* et la manifestation qui peut en être faite, et qui constitue la *pathognomonie* de ce sentiment. Ainsi, autre est la fièvre qui accompagne l'inflammation, autre est la fièvre des prisons, autre est la fièvre de la diathèse bilieuse. Qu'il y ait des gens qui viennent dire que ce n'est pas cela, que la fièvre est identique, et que toute la différence est dans son degré d'intensité, qu'elle ne diffère que mathématiquement, qu'il y a peu de fièvre dans un cas et beaucoup dans un autre! On doit faire autant d'estime d'eux que de celui qui viendrait dire que le rire est partout le même, et qu'il ne diffère qu'en ce qu'on peut rire un peu plus ou un peu moins. Que voit-on de semblable dans le rire de gaieté, le rire ironique, le rire malin, le rire sanglant? Il n'y a de ressemblance, dans tout cela, que l'acte de tendre les lèvres et de laisser les dents à découvert; cependant, se trompe-t-on et prend-on le rire de dédain pour un rire de bienveillance? Celui qui, dans les fièvres, ne distingue pas les caractères propres à faire reconnaître les diverses affections qui leur donnent lieu, ressemble à l'homme qui confondrait ces sortes de rire. » (M. Lordat, Leçons orales de Partitions de médecine.)

Actes constitutifs de la maladie.

IV. En observant les actes constitutifs des maladies, on est conduit à les rapporter à plusieurs ordres, d'après les différences et les analogies que leur comparaison fait apercevoir.

1.° Les actes morbides peuvent être en rapport avec les intérêts du malade, et avoir pour but sa conservation et son retour à la santé. Il est des maladies qui amènent un changement avantageux dans la manière d'être de l'individu, au point qu'on peut les regarder comme des opérations utiles, des sortes de fonctions pathologiques. Une inflammation a quelquefois pour objet de chasser une matière hétérogène, étrangère à l'économie vivante; elle peut dépendre de quelque irritation qui suscite une série d'actes synergiques, tels que la douleur, la fluxion, la phlogose, qui concourent à la formation du mode inflammatoire, dont les résultats entraînent la destruction de l'irritation et de sa cause. Il est des convulsions utiles, parce qu'elles supposent un effort de tout le système vivant, pour l'expulsion d'une matière morbifique. Chez les enfans, la plupart des maladies éruptives se déclarent après des convulsions plus ou moins violentes, qui ne présentent rien de fâcheux, et qui trouvent leur solution dans l'éruption de l'exanthème. La goutte régulière, les fièvres éphémères, les catarrhes périodiques des vieillards, la fièvre intermittente exquise du printemps, etc., sont autant de maladies qui affectent un ordre assez fixe et assez régulier dans la réunion, ou dans le développement successif de leurs actes, pour avoir un résultat utile aux malades.

Il faut néanmoins convenir avec M. Lordat, que ces sortes d'opérations inaccoutumées sont presque toujours suspectes, tant parce que la cause qui les rend nécessaires, peut avoir affaibli le principe de réaction, que parce que la marche d'une fonction extraordinaire a rarement la régularité de celles qui s'exécutent tous les jours; et qu'enfin cette espèce de fonction peut vicieusement se continuer, après la destruction de la cause qui l'a mise en jeu ou excitée, et se prolonger ainsi sans objet et d'une manière indéfinie (1).

2.° Il est des maladies dans lesquelles on ne saurait méconnaître une série d'actes qui tendent à amener leur solution spontanée. Il a suffi d'observer des malades abandonnés à eux-mêmes, pour s'assurer qu'il existe dans le corps un principe de réaction, dont les efforts ont pour but la destruction de la maladie, par l'élaboration et par l'élimination d'une matière morbifique.

Les Anciens savaient que le corps vivant n'est point passif dans la maladie, et qu'il existe en lui une certaine activité, par laquelle il cherche à résister aux causes de la destruction qui le menacent. Ils avaient constaté ce fait qu'ils désignaient sous divers noms. Les Modernes ont observé cette

---

(1) Exposition de la doctrine médicale de Barthez.

activité comme les Anciens. Sydenham regarde la maladie comme un effort de la nature qui, pour conserver le malade, travaille de toutes ses forces à rejeter la matière morbifique.

Lorsqu'une cause de maladie existe, lorsqu'il s'est formé une lésion, soit des propriétés vitales, soit des solides, soit des fluides, il s'établit des actes secondaires, des mouvemens dont l'effet est de produire la solution de la cause primitive. Voilà un fait qui a été vérifié par l'expérience clinique de tous les temps. Il ne s'agit pas de l'expliquer, en disant avec Stahl, que cette action est prévue et suscitée par la vigilance de l'ame, toujours attentive à veiller à la conservation du corps, ou avec d'autres auteurs, que c'est un résultat mécanique de l'organisation. Cette action existe, c'est une chose certaine; et au lieu d'aller à la recherche de ses causes, n'est-il pas plus utile de se borner à étudier ses effets et à déterminer ses lois, pour en tirer le plus grand parti dans le traitement des maladies?

On découvre l'activité de la puissance vitale, dans le cours de la plupart des maladies aiguës, et même dans quelques maladies chroniques, d'après les belles observations de Bordeu.

3.° Si l'observation a prouvé qu'il y a des maladies dont les élémens tendent d'eux-mêmes à une solution heureuse, et qu'il en est d'autres dont les actes sont salutaires et même indispensables à la conservation de l'individu, elle a également démontré, qu'il y a une autre classe de maladies, dans lesquelles la série d'actes que la nature développe après la lésion d'un phénomène primitif ou d'une propriété vitale, n'est d'aucune utilité pour la terminaison de cette lésion première, et que le plus souvent même elle la contrarie. Il est des circonstances où les maladies dépendent du défaut d'énergie nécessaire pour l'exercice libre des fonctions; on ne saurait attendre aucun avantage des actes qui les constituent. Le plus grand nombre des maladies chroniques sont dans cette catégorie. La nature ici réagit peu ou mal, et l'on ne saurait compter sur la solution spontanée des affections qui concourent à la formation de ces maladies.

4.° Les maladies peuvent être entièrement opposées aux intérêts du sujet. Leurs actes peuvent provenir d'une propension (naturelle ou acquise) de la puissance vitale à mésuser de ses facultés, ou à prendre des déterminations sans objet qui, au lieu de tendre à la conservation du système, le fatiguent à pure perte, ou tournent à son détriment et à sa ruine. Les fièvres ataxiques, adynamiques, pernicieuses, typhoïdes, les inflammations gangréneuses, etc., peuvent se rapporter à cet ordre.

On doit conclure des propositions que je viens d'établir, et qui sont le résultat le plus général des faits, que la solution des maladies présente des différences très-importantes, qui sont relatives aux divers modes de mouvemens, ou de déterminations qu'y affecte la cause de la vie.

Il est donc prouvé que, parmi les maladies, les unes, utiles ou non, tendent spontanément à une solution heureuse, par l'effet du développement successif de leurs actes; les autres, n'ayant point un progrès qui les use ou les détruise, sont de nature à se prolonger indéfiniment, à ruiner les forces, à dépraver les fonctions essentielles et à causer la mort.

Une semblable manière de considérer la maladie nous élève aux notions les plus exactes, que l'on puisse se faire de sa nature et des actes qui la constituent. Cette considération peut seule s'adapter à tous les phénomènes morbides, qu'elle classe d'après leurs divers rapports d'analogie et de différence, et servir de base aux vues curatives générales que l'état maladif présente. Elle nous fait reconnaître et distinguer les cas dans lesquels la cause qui régit tous les mouvemens de la vie, se suffisant à elle-même, suscite et entretient une série d'efforts salutaires, dont la direction a pour but le rétablissement de la santé et la conservation du malade; et les cas dans lesquels ces efforts languissent, sont impuissans, mal dirigés et même vicieux.

Il est facile de juger de quelle importance peuvent être, en Thérapeutique, les données que cette considération générale nous fournit. Elles conduisent à observer les mouvemens de la nature, et à diriger toutes nos recherches vers la connaissance de son action, afin de la respecter si elle est régulière, de l'exciter si elle est trop faible, de la modérer si elle est trop forte, et de la régulariser ou de la changer, si elle s'éloigne de l'ordre, et qu'elle ait une tendance vicieuse. Ce n'est qu'après avoir bien médité sur la marche que suit la nature dans les divers états morbides, qu'il est possible de déterminer l'utilité, l'insuffisance ou le danger des actes qu'elle produit, et d'établir les indications qui doivent avoir pour but de les favoriser lorsqu'ils sont utiles, de les suppléer lorsqu'ils sont insuffisans, et de les combattre lorsqu'ils sont dangereux.

Il faut donc, pour arriver au meilleur traitement d'une maladie, 1.° distinguer les élémens dont elle se compose, c'est-à-dire, les affections que la cause de la vie y éprouve; 2.° déterminer parmi ces affections, celles qui tendent spontanément à une issue favorable, ainsi que les actes salutaires qui sont suscités pour la conservation et le rétablissement du malade; 3.° reconnaître les élémens qui ont une marche lente ou sont pernicieux, et les actes ou les déterminations qui, s'opposant à leur solution, peuvent aggraver la maladie.

Il résulte de ces principes, que les ressources de la médecine, ou les procédés de l'art contre une maladie, ne se bornent pas à une seule méthode de traitement. L'expérience a prouvé qu'il y en avait

plusieurs..... « pour guérir des sujets qui se trouvent
» être dans un même temps d'une maladie donnée,
» et qui d'ailleurs sont placés sensiblement dans les
» mêmes circonstances. Mais ces méthodes sont
» plus ou moins approchantes de la perfection.
» C'est ainsi que dans la science de la Médecine,
» comme dans les sciences mathématiques, le même
» problème peut avoir plusieurs solutions qui diffè-
» rent par leur élégance et leur briéveté (1). »

Méthodes thérapeutiques

En Thérapeutique, on entend par méthode un ensemble de règles, d'après lesquelles on distribue avec ordre, dans le cours d'une maladie, la série des moyens indiqués par la nature connue de ses élémens, et par les déterminations que la puissance vitale y prend.

Ce n'est pas tel ou tel remède qui guérit, mais bien un concours de moyens que l'on emploie simultanément ou successivement, d'après les actes que la cause de la vie suscite, et d'après l'espèce des affections qu'elle éprouve et qui se succèdent aux diverses périodes de la maladie.

L'empirique ne connaît que des remèdes qu'il emploie en suivant une analogie aussi grossière que trompeuse. Le médecin, celui qui est vraiment digne de ce nom, se dirige dans la curation des maladies, d'après les principes des méthodes qui lui sont

(1) Barthez, Traité des maladies goutteuses. Préface.

fournis par l'observation, l'expérience, l'analyse et l'induction.

Les méthodes de traitement doivent être rapportées à trois classes ; elles sont *naturelles*, *analytiques* ou *empiriques* (1).

Méthodes naturelles.

Les méthodes naturelles ont pour objet de préparer, de faciliter et de fortifier les mouvemens spontanés de la nature, qui tendent à opérer la solution de la maladie.

On doit avoir recours à ces méthodes dans les maladies où la nature a une tendance manifeste à affecter une marche réglée et salutaire, et surtout dans celles qui peuvent être considérées comme des opérations destinées à combattre un principe morbifique qu'il n'est pas au pouvoir de l'art de détruire. Une attaque de goutte régulière n'indique pas d'autre méthode, que celle qui se propose de favoriser l'élaboration et l'élimination du vice spécifique de la constitution, qui établit la cause de cette maladie. Il s'agit de maintenir la douleur, la fluxion, l'inflammation, et les autres actes élémentaires du paroxysme goutteux, dans un degré capable d'aider aux mouvemens excréteurs qui doivent amener la fin de ce paroxysme. Les fièvres intermittentes tierces du printemps, qui, à cause de leurs effets avantageux sur le système, ont été

(1) Barthez, *ibidem*.

désignées sous le nom de fièvres dépuratoires, ne présentent pas d'autres indications que celles dont se composent les méthodes naturelles.

Cependant, si les actes d'une maladie qui peut avoir des résultats avantageux, présentaient des anomalies qui risquassent de la rendre ruineuse pour les forces, il faudrait renoncer aux méthodes naturelles et les remplacer par les autres. C'est ainsi que dans le traitement d'une fièvre intermittente qui, ayant d'abord manifesté tous les caractères de la dépuration, se prolonge et tend à dégénérer en une maladie qui n'a plus rien d'utile, on ne doit pas se borner aux méthodes naturelles. Ce n'est que dans les méthodes analytiques ou empiriques, que l'on trouvera les médications relatives aux affections diverses qui peuvent l'entretenir, ou celles dont l'expérience a constaté les bons effets. Ce que je dis de la fièvre intermittente exquise, s'applique aux autres maladies qui, étant dans le principe des sortes de fonctions, prennent ensuite une dégénération fâcheuse.

Les méthodes naturelles méritent encore la préférence, toutes les fois que l'on prévoit que la maladie peut s'user d'elle-même, et que cette tendance à une terminaison spontanée ne peut entraîner de graves inconvéniens. Les praticiens prudens les emploient dans les cas même, où d'autres méthodes donneraient l'espérance de plus de célérité dans la cure. Il est reconnu que l'usage de ces dernières offre rarement autant de sécurité pour la solution complète de la maladie, et qu'elles sont plus pénibles pour les malades. Quelque brillant qu'ait été le succès obtenu par *Galien*, d'une forte saignée pratiquée dans le début d'une fièvre synoque qu'il égorgea, comme on le lui disait en plaisantant (*jugulasti febrem*), il est plus conforme aux règles de la prudence de laisser à elle-même cette maladie, parce que si elle ne dépasse pas une certaine intensité, elle ne présente pas plus de chances défavorables que l'affaiblissement introduit par une évacuation excessive de sang, qui fut, dans cette occasion, un remède fortement perturbateur. Quelle nécessité y a-t-il de déployer de grands moyens pour empêcher la suppuration des phlegmasies qui n'intéressent pas les organes essentiels? N'est-il pas plus convenable de se réduire à y exciter les mouvemens de la nature si elle est impuissante, ou à les modérer si elle agit avec trop de violence, en sorte que ses efforts soient soutenus dans un état proportionné à celui de la maladie, et que l'inflammation reste dans ce degré moyen qui peut prévenir toute terminaison vicieuse?

Les méthodes analytiques de traitement d'une maladie sont celles où, après avoir décomposé cette maladie, et l'avoir ramenée aux affections essentielles dont elle est le produit, ou aux maladies plus simples qui s'y associent, on attaque direc- Méthodes analytiques.

tement ces élémens par des moyens relatifs à chacun d'eux, et proportionnés à leurs rapports de force et d'influence.

Pour bien saisir l'esprit de ces méthodes, il importe de distinguer des maladies simples, des maladies composées et des maladies compliquées (1).

La maladie provient d'une ou de plusieurs affections simples qui, sous le nom d'élémens, nous représentent sa véritable nature ou cause essentielle, et le sujet des indications thérapeutiques fondamentales.

On entend par élément de maladie, toute affection simple que la différence de ses phénomènes analysés, comparés et rapprochés des circonstances antécédentes et concomitantes, y démontre, et qui est assez dominante pour produire un ordre de symptômes constans et déterminés, et pour indiquer une médication particulière.

Une maladie peut devoir son existence à une ou à plusieurs affections diversement combinées, ou

---

(1) *Sanè solemnis veteribus doctrina (quæ utinam nunc esset in usu) maximè naturalis est, qui simplicis cujusque affectus propriam curationem dicunt, præcipuèque omnium Hippocrates. Medendi namque methodus ad hunc modum bellissimè procedet, si de singulis simplicibus seorsum præceperimus, post deindè de compositis omnibus alteram aliquam methodum indicaverimus. Gal. Method. med., lib. III. cap. IV.*

à la réunion de plusieurs combinaisons de ces affections; elle est, dans ces divers cas, simple, composée ou compliquée.

La maladie simple est celle dans laquelle il n'existe qu'une seule affection qui l'entretient, et qui disparaît avec elle, lorsqu'on a mis en usage les moyens thérapeutiques les mieux indiqués. Cette maladie présente une série de symptômes analogues, dont la réunion et la succession se rapportent à un seul ordre de phénomènes qui caractérisent l'affection simple qui en est l'élément. La simplicité de la maladie est confirmée par sa guérison qui s'opère, en remplissant une seule indication par le même genre de remèdes.

Lorsque les affections simples qui constituent les élémens des maladies, se réunissent au nombre de deux, de trois, etc., et se combinent entr'elles sous divers rapports, il en résulte des maladies composées. On observe dans ces maladies des symptômes qui, ne présentant point le même caractère, doivent être classés et rapportés, chacun, à l'élément ou à l'affection simple dont il annonce la présence. Il faut alors faire autant d'ordres qu'il y a de symptômes analogues qui peuvent être ramenés à un chef différent. On établit ainsi autant d'élémens qu'il y a d'ordres de phénomènes; et l'on arrive aux méthodes curatives qui doivent se composer d'autant de genres de moyens, qu'il y a de chefs principaux de phénomènes caractéristiques d'affections simples diverses, et qu'il y a, par conséquent, de sujets d'indications différens.

Lorsqu'une maladie composée d'un ou de plusieurs élémens, se réunit à une autre maladie également composée d'une ou de plusieurs affections simples, il en résulte une maladie compliquée.

La réunion de la fièvre bilieuse et de la fièvre inflammatoire, celle de la péripneumonie et du typhus nosocomial, celle de la syphilis et du rhumatisme, celle du scorbut et de la vérole, etc., sont autant de complications de maladies, ou de maladies compliquées. Ces maladies, qui peuvent se résoudre, chacune en ses élémens propres, deviennent, à leur tour, les élémens des maladies compliquées qui naissent de leur association; elles ont, comme élémens, avec ces maladies compliquées, les mêmes rapports que d'autres affections plus simples ont avec les maladies composées.

Les indications curatives doivent se rapporter à chacune des maladies complicantes, dont la nature diverse ne peut être combattue avec avantage que par les moyens qui lui sont appropriés.

Il faut distinguer la coïncidence de deux maladies qui marchent concurremment sans être soumises à une influence réciproque, de la réunion intime qui fait que l'une de ces maladies a une correspondance constante d'accroissement, d'état et de déclin avec l'autre, et que tous les phénomènes des deux sont coordonnés, comme s'ils appartenaient à une seule. Il ne faut pas confondre ces deux co-existences, la seconde seule mérite le nom de complication.

La coïncidence d'une maladie aiguë qui vient se enter sur une maladie chronique, fournit l'exemple de la première espèce d'association. Telles sont une fièvre, une inflammation, qui se développent pendant le cours d'une hydropisie.

La présence simultanée du scorbut et de la syphilis constitutionnelle dans le même individu, donne souvent l'occasion de constater la différence qu'il y a entre l'association et la complication. Il est des circonstances où ces deux maladies restent indépendantes l'une de l'autre, où leurs symptômes bien distincts suivent dans chacune leur marche, cèdent séparément aux traitemens respectifs qu'on leur oppose, sans qu'elles s'influencent réciproquement. Il est d'autres circonstances où ces deux maladies s'unissent pour marcher ensemble, au point qu'il n'est plus possible de les guérir isolément, et que chacune d'elles retient ou rappelle l'autre, quand on l'attaque seule.

Il faut distinguer encore la coïncidence d'affections organiques, ou de maladies dépendantes d'un même principe intéressant plusieurs organes. On ne peut pas dire qu'il y ait ici complication, c'est seulement une extension de maladie. Il n'y a point de maladie qui ne puisse intéresser divers organes à la fois, et déterminer cette dernière espèce de coïncidence.

Les organes du bas-ventre et ceux de la poitrine ont été, dans quelques cas, affectés en même temps de phlegmasie. En ouvrant les cadavres de personnes qui avaient succombé à des maladies consomptives, on a souvent reconnu les traces d'une inflammation lente sur l'estomac et sur les poumons, d'après les témoignages de Morgagni, de Lieutaud, de MM. Portal et Broussais.

Le vice scrofuleux peut affecter à la fois plusieurs organes. C'est ainsi que la phthisie pulmonaire qui est occasionée par l'action de ce vice, marche souvent avec les tumeurs blanches des articulations et les engorgemens des glandes, avec des ulcères et des tubercules scrofuleux sur les extrémités. Il n'est pas de praticien qui n'ait eu plus d'une occasion d'observer des faits semblables. Il n'y a pas ici complication proprement dite; il n'y a qu'une extension des effets du même principe morbifique à plusieurs organes.

Il suit de ces propositions, que la cause essentielle et immédiate qui produit et entretient une maladie, analysée d'après les règles que nous avons posées, se réduit en une ou plusieurs affections simples qui sont caractérisées, chacune, par un ordre ou une série de phénomènes analogues.

Les maladies, quelque longue et quelque effrayante que paraisse leur énumération dans des tableaux nosologiques plus ingénieux que vrais, peuvent, par l'analyse de leurs symptômes principaux et des circonstances qui ont contribué à leur production, c'est-à-dire par les caractères qui en manifestent la nature, se résoudre en un certain nombre de phénomènes primitifs que présente la puissance vitale vicieusement modifiée.

Ces phénomènes, classés d'après leurs différences et leurs ressemblances, nous décèlent divers états vicieux des forces et de l'action vitales, des solides, des fluides et des altérations spécifiques de la constitution, qui sont autant d'affections simples, d'élémens morbifiques, où nous trouvons la vraie nature des maladies, et la base fondamentale de toutes nos indications thérapeutiques essentielles.

Ces affections isolées ou diversement combinées et unies entr'elles, agissant sur tel ou tel organe, sur tel ou tel système d'organes, ou sur tout le corps, sont la seule cause expérimentale à laquelle on doive rapporter la formation de toutes les maladies aiguës et chroniques.

La théorie générale des maladies, et la théorie d'une maladie en particulier, ne peuvent exprimer que les résultats des rapports de leurs symptômes essentiels et caractéristiques, avec quelques faits ou phénomènes généraux qui indiquent les lésions des forces, des solides, des fluides, etc., c'est-à-dire avec les affections simples qui constituent le principe des maladies, ou d'une maladie donnée.

C'est ainsi qu'après avoir analysé et comparé tous les phénomènes d'une maladie, et les ayant séparés et réunis successivement pour les ramener à des chefs principaux, l'on parvient à établir les élémens ou les affections simples, d'où l'on déduit la cause prochaine et immédiate de cette maladie.

L'application de l'analyse à la médecine ne consiste point dans la formation arbitraire de classifications nosologiques, ou de cadres de maladies que l'on peut multiplier ou réduire à volonté. L'analyse ainsi conçue ne peut servir qu'à l'histoire naturelle des maladies; elle n'est d'aucune utilité dans l'exercice de la médecine, puisqu'elle ne saurait conduire à la distinction clinique des indications. Elle ne distingue les maladies que par leurs différences symptomatiques les plus générales, tandis que la distinction réellement pratique des maladies doit reposer sur des différences essentielles, c'est-à-dire sur les états morbides qui les entretiennent, et qui prescrivent des indications thérapeutiques majeures.

La plus grande utilité que la médecine puisse retirer de l'analyse, est de séparer les affections simples et primitives dont les maladies connues offrent des réunions et des combinaisons plus ou moins compliquées, de suivre l'ordre et l'enchaînement de ces affections simples, de fixer l'importance de chacune, et de remonter, s'il est possible, à celles qui, étant les premières et les plus essentielles, contiennent les principes et la véritable cause de toutes les autres.

L'analyse thérapeutique ne peut avoir d'autres règles que celles qui nous dirigent dans la recherche et dans la distinction des élémens ou affections simples. Elle doit avoir pour but de bien reconnaître ces élémens, pour arriver à des notions exactes des indications relatives à chacun d'eux, et pour fixer le choix des moyens propres à les combattre. L'analyse appliquée au traitement d'une maladie a donc pour objet de déterminer *combien de sources majeures d'indications thérapeutiques peut présenter cette maladie.*

Nous avons vu que l'étude analytique des maladies consiste à rapprocher les uns des autres les symptômes que l'expérience nous a fait connaître, comme se rapportant à telle ou telle affection simple ou état morbide particulier, et à les diviser en autant de groupes, que l'on trouve dans une maladie de symptômes qui offent un caractère différent, et ont, par conséquent, une signification diverse. Ces groupes de symptômes caractéristiques qui ont une même valeur pathologique, comparés avec toutes les circonstances qui ont servi au développement de la maladie, qui en ont préparé ou excité la production (causes prédisposantes et excitantes), nous conduisent à la connaissance des états morbides ou des affections élémentaires qui la constituent, et à la détermination des indications qu'elle fournit.

Lorsque la maladie ne présente qu'un seul ordre de symptômes congénères, elle est simple, et son traitement n'offre qu'un seul sujet d'indication, qui doit se rapporter à la nature de l'état morbide qui constitue son affection élémentaire, et qui est manifestée par une réunion de phénomènes ayant le même caractère ou la même signification.

Lorsque la maladie offre le concours d'un certain nombre de symptômes différens qui peuvent être ramenés à divers chefs et groupés en plusieurs ordres, elle est composée de plusieurs états morbides, dont il importe de reconnaître l'espèce et de déterminer la prédominance et l'influence réciproque, pour les attaquer simultanément ou successivement, suivant les rapports qu'ils ont entr'eux, par les médications qu'exige leur nature respective.

Enfin lorsque les réunions de plusieurs ordres de symptômes, constituant tout autant de maladies composées, concourent à la formation d'une maladie, celle-ci est alors compliquée. Dans ce cas, il importe de distinguer s'il y a simple extension ou *processus* d'affection ou d'état morbide à plusieurs organes, s'il y a coïncidence de maladies, ou bien une véritable complication. Les indications curatives de la maladie compliquée doivent être tirées de l'espèce de chaque maladie complicante, et de l'influence qu'elles ont l'une sur l'autre.

Dans toutes ces recherches, il est également essentiel de déterminer si les phénomènes particuliers qui se joignent à la maladie principale, ne sont que des affections symptomatiques subordonnées à cette dernière, à laquelle il faut les rapporter. Ces affections n'étant alors que l'effet de la maladie, ne doivent point fixer les vues thérapeutiques; car elles cèdent aux médications indiquées par l'affection principale qui les entretient, si ce n'est dans certains cas qui sont l'objet de la cure symptomatique ou palliative.

Dans l'investigation des sources d'indication on doit prendre en considération :

1.° L'influence qu'ont pu exercer sur la production de la maladie toutes les circonstances qui l'ont précédée, la disposition du sujet au moment où il a ressenti l'impression de ces circonstances ou des agens provocateurs, son âge, son tempérament, sa constitution, son sexe, ses habitudes, son régime, sa profession, le climat, la constitution atmosphérique régnante, etc.;

2.° Les liaisons sympathiques de l'organe que l'on présume être affecté d'une manière spéciale;

3.° Le rapport dans lequel se trouvent les phénomènes morbides et les agens qui les ont produits, ainsi que l'ordre dans lequel ils se sont succédé.

C'est d'après toutes ces données que le médecin peut arriver à des conclusions ou à des inductions qui forment son jugement sur la nature de la maladie, et servent de base à son traitement. Tel est l'esprit qui doit nous guider dans la recherche des sujets d'indication; telle est la méthode qui peut seule conduire à l'établissement des principes thérapeutiques, ou de la Thérapeutique dogmatique.

Les principes de cette science ne sauraient être déduits, comme nous l'avons prouvé, que d'une théorie pathologique, qui embrasse tous les faits dont se compose l'état maladif. La Thérapeutique ne peut partir de quelques phénomènes isolés et trop généralisés, pour en tirer ses indications et ses médications. Elle ne peut non plus les puiser dans les applications que l'on a faites à l'étude de l'homme malade, des connaissances fournies par les sciences étrangères à cette étude.

Ce n'est que dans les résultats de l'expérience clinique qu'elle trouvera ses matériaux, ainsi que les données de toutes ses indications. Cette expérience a prouvé que les altérations de l'organisme vivant qui constituent les élémens de toutes les maladies, et contre lesquelles doivent être dirigées nos vues thérapeutiques essentielles, peuvent être ramenées à des états morbides divers, qui proviennent des lésions des forces et de l'action vitales, des altérations des solides, des dégénérations des fluides, et des vices spécifiques de la constitution.

Ces affections simples doivent être combattues directement par les médications qui leur sont propres; 1.° lorsque la nature n'opère aucun effort salutaire; 2.° lorsqu'elle agit avec faiblesse et lenteur, en sorte que ses tentatives fatiguent le malade à pure perte; 3.° lorsque les mouvemens naturels ajoutent eux-mêmes à la gravité de la maladie (1). Les indications que l'on doit suivre alors, sont celles dont se composent les méthodes de traitement analytiques; celles-ci sont d'autant plus convenables, qu'il existe une plus grande composition d'élémens, ou une plus grande complication de maladies.

Dans la méthode analytique qui est propre à chaque composition et à chaque complication, on doit faire dominer la partie du traitement qui est appropriée à chacune des affections composantes, ou à chacune des maladies complicantes, à proportion de ce qu'elle a plus d'importance respective. Cette importance doit être estimée suivant qu'elle est plus urgente ou d'un danger plus pressant, et suivant son influence sur les autres affections, ou maladies combinées (2).

---

(1) Barthez, *op. cit.*

(2) *Primùm namque in ejusmodi complexu* (composition d'affections) *æstimabis à quo maximè discrimen ægro impendere videatur. Secundò quid, quæve ex his causæ rationem obtineant, et quæ ab ipsis efficiantur. Tertiò, quæ sanari*

Après avoir déterminé la méthode mixte qui convient au traitement de chaque cas composé ou compliqué, il faut encore distribuer les diverses parties de cette méthode, dans l'ordre des temps qu'il est nécessaire ou plus avantageux d'observer pour assurer le succès de son exécution. Ainsi, dans la formation de chacune des méthodes analytiques, il est essentiel de bien distinguer l'ordre d'importance relative des élémens de la maladie composée ou compliquée, et l'ordre des temps de l'exécution des parties de cette méthode.

De ces principes on peut déduire les règles à suivre dans le traitement analytique des maladies (1).

La première règle est de faire dominer la partie du traitement qui est la plus appropriée à celle des

---

ante alia possint, et quœ non possint; veluti de ulceribus, quœ unà cum phlegmonis constitere, ostendimus. Ubi namque, à quoquam affectuum non leve periculum instat, ad id quod urget, dirigi primum curantis consilium debet; ubi aliud efficiens est, aliud quòd ab eo efficitur, ipsa causa spectanda. *At ubi curari hoc antè illud non licet, ad id quod ordo dictat*, est respiciendum. *Enim verò in eo ad quod urget scopo affectûs magnitudo perpendenda est. Ea triplex est magnitudo, alia quœ ex lœsœ actionis prœstantiâ* spectatur; *alia quœ ex propriâ affectûs essentiâ; et tertia prœter has quœ ex facultate lœsum corpus gubernante* æstimatur............... *In eo verò quod ordo prœscribit, quid ante quod, vel quid cum quo, vel quid post quid sanari possit. Gal., method. med., cap. XII., lib. VII.*

(1) Barthez, *op. cit.*

affections élémentaires qu'on juge avoir suscité les autres, ou exercer actuellement le plus d'influence sur elles.

Prenons pour exemple l'inflammation, que l'on doit décomposer en trois élémens, la *douleur*, la *fluxion* et la *phlogose*.

Lorsque l'inflammation est sous l'influence de la douleur, que ce dernier élément est encore prédominant, ainsi qu'on l'observe dans le début et même pendant le cours de quelques maladies inflammatoires, c'est contre la douleur qu'il importe de diriger le traitement. Les stupéfians ou narcotiques, en détruisant ce mode vicieux de la sensibilité, sont les seuls moyens capables de prévenir les actes subséquens de l'inflammation, ou d'amener la résolution de cette maladie qui est subordonnée ici à l'élément *douleur*. Les observations de Sarcone ont prouvé l'efficacité des narcotiques dans les pleurésies nerveuses, ou avec prédominance de l'élément *douleur*.

Nous avons observé, M. Lordat et moi, une ophtalmie inflammatoire très-intense qui, ayant résisté aux antiphlogistique et aux révulsifs, fut guérie par l'usage de l'opium à l'intérieur et à l'extérieur, auquel il fallut recourir, à cause de douleurs atroces accompagnées d'accidens nerveux.

La douleur, à mesure que l'inflammation avance, cesse le plus souvent de jouer le rôle d'élément, et n'est plus qu'un symptôme résultant de la fluxion et de la distention des parties engorgées ; ce n'est pas contre elle qu'il faut agir, mais bien contre le mode fluxionnaire que l'on traitera par les topiques répercussifs, ou par les attractions révulsives et dérivatives, suivant les périodes de la fluxion, et son renouvellement qu'il faut prévenir.

Enfin la phlogose, qui est l'élément propre et caractéristique de l'inflammation, résulte d'une réaction spéciale des vaisseaux capillaires sanguins, qu'il est essentiel de maintenir dans un état modéré qui puisse favoriser la résolution, et prévenir les actes consécutifs plus ou moins fâcheux de l'inflammation, tels que la suppuration, la gangrène, etc. C'est contre cet élément que sont indiqués les antiphlogistiques, qui se composent des émissions sanguines générales et locales, des émolliens, des tempérans, etc.

En distribuant ainsi les divers remèdes qu'indique l'inflammation dans ses périodes, relativement aux élémens qui y prédominent successivement, on peut se flatter d'en prévenir la formation, ou d'en obtenir la résolution ; ce qu'on ne saurait espérer de l'administration des mêmes moyens employés sans méthode contre l'un de ces élémens, sans égard pour l'état de prédominance et d'influence des autres.

2.° Une seconde règle est de combattre l'élément qui, par sa gravité, expose le malade à un danger plus pressant. Dans le traitement des fièvres intermittentes pernicieuses qu'on a désignées sous le nom de *comitatæ*, il faut, pendant la durée du paroxysme, mettre en usage tous les moyens capables de détruire l'affection grave qui, à cause du péril dont elle menace les jours du malade, doit fixer toutes les indications thérapeutiques, afin d'arriver à la fin du paroxysme, après lequel on s'occupera du traitement de la fièvre elle-même, en donnant des doses de quinquina suffisantes pour prévenir l'invasion de l'accès suivant.

3.° Une troisième règle prescrit de choisir, parmi les moyens dont on doit faire usage pour remplir les indications des méthodes analytiques, ceux qui peuvent combattre à la fois plusieurs des élémens constitutifs de la maladie. C'est ainsi que parmi les moyens attractifs, révulsifs et dérivatifs, qu'indique la fluxion inflammatoire, la saignée mérite la préférence sur tout autre moyen anti-fluxionnaire, à cause de sa double action révulsive et antiphlogistique. La valériane, dans une affection convulsive et vermineuse, ayant l'avantage d'être appropriée contre l'état spasmodique, et contre l'état vermineux, sera préférée à tout autre remède qui ne serait qu'antispasmodique ou qu'anthelmintique.

Méthodes empiriques.

Dans les méthodes empiriques, on se propose de changer la maladie en entier, par des remèdes qu'indique le raisonnement fondé sur l'expérience de leur efficacité dans des cas analogues. « Ces méthodes, dit Barthez (1), conviennent surtout aux maladies où l'on a lieu de craindre que les mouvemens spontanés de la nature ne soient impuissans pour en opérer la guérison, et dans celles qu'on ne peut décomposer en des élémens bien déterminés, dont on puisse être assez sûr de remplir les indications. Il est absolument nécessaire d'y avoir recours dans ces maladies que la nature seule ne guérit point, comme sont la fièvre intermittente maligne, la maladie vénérienne portée à un haut degré, et d'autres maladies de ce genre. »

Dans les méthodes naturelles et dans les méthodes analytiques on aperçoit le mode d'utilité des moyens employés, et l'on peut établir le rapport des indications à remplir avec les modifications immédiatement occasionées par ces moyens. Ainsi une irritation provoquée par la saignée ou par quelqu'autre attractif, excite une fluxion artificielle qui a pour but de décomposer une inflammation, en détruisant la fluxion naturelle qui est un des élémens de la maladie, et fournit une des indications de la méthode de traitement analytique. Dans la méthode naturelle de traitement d'une fièvre gastrique, l'utilité des évacuans, émétiques et purgatifs, dépend de ce que ces remèdes accélèrent et activent les efforts excréteurs qui doivent

---

(1) Maladies goutteuses. Préface.

débarrasser les premières voies, des humeurs qu'un mouvement fluxionnaire y accumule.

Dans les méthodes de traitement empiriques, au contraire, on ne peut rendre raison des avantages que l'on retire des moyens qu'elles mettent en usage, autrement que par les bons effets qu'on en a éprouvés dans des circonstances semblables, en sorte que l'esprit ne peut saisir le rapport qu'il y a entre les effets immédiats et primitifs des moyens administrés d'après ces méthodes, et la guérison de la maladie.

Les méthodes empiriques se divisent en trois espèces, qui prennent les noms d'*imitatrices*, de *perturbatrices* et de *spécifiques*.

Méthodes imitatrices.

Les méthodes imitatrices sont celles qui tendent à déterminer la nature à des actes conformes à ceux par lesquels elle guérit souvent des maladies semblables.

Il est facile, d'après cette définition, de distinguer les méthodes *imitatrices* des méthodes *naturelles*. Dans les méthodes naturelles, on se propose de favoriser les efforts médicateurs de la nature. Mais pour cela il faut apercevoir ou prévoir ces efforts, afin de les seconder et de les faciliter. Dans les méthodes *imitatrices*, on cherche à imiter des actes qui ont quelquefois amené la terminaison de la maladie, bien qu'on ne voie aucune tendance à une solution spontanée, ou à la formation de ces actes. Lorsque l'expérience a prouvé qu'une affection s'est jugée à la suite d'un changement qu'il nous est possible de produire, nous imitons le procédé par lequel cette solution heureuse s'est opérée. L'excitation de la fièvre dans les affections nerveuses spasmodiques, etc., celle de l'inflammation dans les engorgemens froids, muqueux, lents, etc., rentrent dans la classe des moyens prescrits par les méthodes empiriques imitatrices.

Méthodes perturbatrices.

Les méthodes *perturbatrices* ont pour but de substituer aux affections constitutives d'une maladie, d'autres affections fortes qui peuvent les dissiper.

Des méthodes perturbatrices sont celles qui provoquent simultanément des évacuations, ou des mouvemens dans divers sens, qui, imprimant des secousses opposées, à tout le système, peuvent finir par y rétablir l'ordre (1). C'est la méthode perturbatrice qui tente la guérison des maladies vénériennes et d'autres affections chroniques, par différentes évacuations provoquées en même temps, par les sueurs, les selles, etc. Sydenham et Boërhaave ont eu recours à une méthode perturbatrice, lorsqu'ils ont combattu avec succès les fièvres intermittentes d'automne qui étaient opiniâtres, en excitant à la fois des sueurs, des déjections, un peu avant

(1) Barthez, *op. cit.*

le temps où la fièvre devait revenir. Barthez a triomphé, au moyen de cette méthode, des affections nerveuses les plus rebelles, dont il composait le traitement, de l'usage alternatif des remèdes tempérans et excitans. L'émétique donné au moment de l'invasion d'un accès de fièvre intermittente quarte rebelle, a été souvent un moyen perturbateur très-utile. Une saignée copieuse, faite dans les mêmes circonstances, a été suivie des meilleurs effets. Une affection morale très-vive, suscitée subitement, au moment de l'invasion d'un paroxysme fébrile, dans le cours d'une maladie chronique, etc., est encore un des moyens qui appartiennent à la méthode empirique perturbatrice.

Il s'agit, suivant l'esprit de cette méthode, d'exciter une secousse plus ou moins violente, dont les effets n'ont, d'ailleurs, aucun rapport direct avec la nature des affections contre lesquelles on les dirige. L'expérience a constaté que des états morbides différens et des habitudes vicieuses ont disparu à la suite d'un trouble, qui a fortement ébranlé tout le système, et l'on tente de provoquer des commotions analogues à l'aide de divers moyens physiques ou moraux.

Méthodes spécifiques.

Les méthodes empiriques spécifiques, sont celles dans lesquelles on administre les remèdes dont l'expérience a fait connaître la vertu spécifique pour détruire ces maladies. Ici l'on attaque directement la maladie par un moyen qui a eu de bons effets dans le plus grand nombre des cas.

L'usage des spécifiques tend alors à produire un changement total de l'état morbifique, par une sorte d'incompatibilité entre la modification constitutionnelle de cette affection, et celle que le corps vivant reçoit de l'impression de ces remèdes; leur action décompose et dissipe immédiatement la maladie.

Une méthode spécifique attaque la maladie sans aucun intermédiaire; et l'effet en vertu duquel elle guérit, ne peut s'apercevoir que chez ceux en qui se trouve actuellement le mode d'affection dont elle est le moyen curatif. Ainsi, la vertu anti-syphilitique du mercure est directe, et ne dépend nullement des autres changemens connus que cette substance peut déterminer dans les forces vitales. Il en est de même de la propriété anti-périodique du quinquina (1).

Cette classification des procédés, au moyen desquels l'art de guérir procure la solution des maladies, est la plus convenable pour assigner à chacun d'eux le genre d'utilité qu'il peut avoir, pour déterminer les cas où l'on doit donner la préférence à l'un sur l'autre, pour en rectifier d'anciens et pour en créer de nouveaux; en même temps qu'elle rapporte à des principes bien établis les observations

---

(1) Barthez, *op. cit.*

thérapeutiques que l'empirisme laisse isolées, et celles que le dogmatisme rejette, comme ne pouvant s'accorder avec ses théories.

Moyens.

Lorsqu'on a reconnu les indications; lorsqu'on a établi les méthodes et les règles qui doivent diriger dans le traitement; lorsqu'on a, enfin, décidé l'espèce de modification à produire sur le système vivant, pour changer les conditions contre-nature qui constituent l'état maladif, il s'agit de déterminer de quelle manière on peut atteindre ce but, et de choisir les moyens de guérir.

Les moyens que la Thérapeutique emploie pour la cure des maladies, sont pris dans la Diète, dans la Pharmacie et dans la Chirurgie. Ils se divisent donc en moyens diététiques, pharmaceutiques et chirurgicaux. Je ne dois m'occuper que des moyens qui appartiennent aux deux premières divisions.

Diététique.

La Diététique ne se borne point à régler l'usage des alimens, comme l'ont prétendu les auteurs qui l'ont définie, l'art d'ordonner la nourriture, *ars ordinandi victum*. Elle se propose aussi d'examiner l'action de tous les objets au milieu desquels le malade se trouve placé, et de les faire coopérer à sa conservation et à son rétablissement.

L'Hygiène détermine l'influence que ces objets exercent sur notre corps, en calcule les effets, et prescrit la manière dont on doit en user pour l'entretien de la santé. La Diététique considère le même sujet sous un autre rapport, elle fait concourir les effets de cette influence à la guérison de la maladie.

Les choses qui font la matière de l'hygiène, sont regardées, dans les traités de pathologie, comme les causes les plus générales des maladies. Les qualités de l'air, la succession des saisons, la position des lieux, les climats, la nature des alimens, des boissons, de l'eau, les professions, le mouvement, le repos, les affections morales fournissent l'origine la plus commune des affections morbifiques. Ces agens, soit par leur impression forte et soudaine, soit par leur action plus faible et prolongée sur le corps vivant, le modifient sans cesse, au point d'altérer l'état normal des actes qui constituent la vie et la santé. Mais s'il est prouvé qu'ils ne peuvent rompre l'harmonie des fonctions, qu'en exerçant une influence telle qu'ils opèrent de grandes modifications, on est forcé de reconnaître, qu'il est possible d'en retirer les plus grands avantages dans la curation des maladies, en écartant ou en provoquant à propos, et en dirigeant d'une manière convenable, l'exercice de leur influence sur les malades (1).

Les Anciens, dont les ressources en matière médicale n'étaient pas aussi étendues que celles des

---

(1) V. Traité d'Hygiène appliquée à la Thérapeutique, par M. Barbier.

Modernes, faisaient beaucoup de cas des moyens de l'Hygiène qu'ils appliquaient à la Thérapeutique. Ils s'en servaient comme de secours indispensables au succès de leurs plans de traitement (1).

Hippocrate, Galien, Arétée, Celse, Cœlius-Auré-lianus, Alexandre de Tralles et autres, en nous transmettant les grands principes de l'art de traiter les maladies, n'ont pas manqué d'indiquer tous les avantages que l'on peut obtenir de l'action bien dirigée des objets extérieurs. Hippocrate nous enseigne que tout doit concourir à la curation de la maladie; le médecin, le malade, les assistans, et les objets extérieurs. *Oportet autem non solum seipsum exhibere quæ decent facientem, sed etiam ægrotum et præsentes, et quæ externa sunt.* Aph. 1. Sect. 1. Les premières et les meilleures règles de la diététique ont été fixées par le médecin de Cos;

---

(1) Les Anciens avaient classé les objets de l'Hygiène dans ce qu'ils appelaient les *six choses non naturelles.* Le professeur Hallé les a compris dans six ordres, sous le titre de *circumfusa*, *applicata*, *ingesta*, *excreta*, *gesta* et *percepta.* Une partie de cette classification est empruntée de la division des causes occasionelles des maladies, adoptée par Jonston et par Boërhaave (*Institut. medicæ*, §. 744). Ces auteurs n'avaient admis que les *circumfusa*, les *ingesta*, les *excreta*, les *gesta*, que les Anciens exprimaient ainsi :

Τα εξοθεν προσπιπτοντα, *quæ extus accidunt;* Τα προσφερομενα, *quæ apponuntur;* Τα κενουμενα, *quæ vacuantur;* Τα ποιουμενα, *quæ geruntur.* (V. Encyclopédie méthodique.)

c'est à lui que nous devons les notions les plus précieuses sur le régime auquel il faut soumettre les malades dans les affections aiguës. Le principe de l'utilité du régime délayant et affaiblissant, dont Hippocrate a reconnu le premier, la généralité, a presque toujours été adopté et suivi par les grands médecins. Il vient d'être reproduit, de nos jours, avec une extension qui doit amener souvent des résultats fâcheux, par les applications qui en ont été faites à toutes les maladies et à toutes leurs périodes.

On peut assurer que le traité *de victûs ratione in morbis acutis*, contient sur cette partie si essentielle de la doctrine médicale, des préceptes qui sont d'une vérité éternelle.

Les Anciens, les Méthodistes surtout, portaient la plus grande attention aux qualités de l'air, pour les faire contribuer à la guérison des maladies. Ils spécifiaient toujours les propriétés que doit avoir l'air qui entoure les malades; ils le modifiaient pour l'approprier à chaque affection morbifique, en le chargeant quelquefois d'émanations particulières.

On trouve dans les écrits des Anciens, la désignation expresse des alimens qu'on doit prendre, ainsi que la prescription de l'exercice ou du repos, du sommeil ou de la veille; et lorsqu'ils ordonnent l'exercice, ils précisent celui auquel le malade peut se livrer; ils ne négligent, enfin, aucun des moyens hygiéniques qui jouissent de quelque action sur le corps.

Ils savaient aussi combiner, dans l'exécution de leurs méthodes de traitement, les moyens de l'Hygiène et les agens de la Thérapeutique. Lorsqu'ils prescrivaient un médicament, ils faisaient concourir au succès de son action, l'air, la nourriture, le mouvement, etc. (1). Ils possédaient, enfin, l'art de décider dans le système vivant, par des moyens divers, des modifications propres à détruire l'état maladif (2).

Hoffmann, parmi les modernes, a parfaitement apprécié tous les avantages que la Thérapeutique peut retirer des moyens de l'Hygiène, lorsqu'il dit: *Plurima nullius momenti et exigua videntur, quæ tamen in servandis corporibus et morbis abigendis, incredibili gaudent potentiâ, et talia sunt, quæ sex rerum non-naturalium titulo comprehenduntur, quibus si rectè utamur, magna in medicinâ sine medicinâ præstare possumus.* (*Dissert. De motu optimâ corporis medicinâ.*)

Nous pouvons maintenant appliquer à la Thérapeutique les moyens de l'Hygiène, avec d'autant plus d'avantages, que les progrès des sciences physiques et chimiques, qui ont pour but de nous

---

(1) *Galen. Method. med. lib. III. cap. VIII.*

(2) *V. Cœl. Aurelian., Morb. chron. lib. I. cap. I..... Corporis habitum quâdam mutatione reficiunt.*

éclairer sur la nature et sur les propriétés de la plupart de ces moyens, nous ont mis dans le cas d'apprécier toute l'influence qu'ils exercent sur le corps vivant, et d'en mieux calculer les effets, dans l'état de santé et de maladie.

La considération de la grande influence qu'exercent sur nous les objets au milieu desquels nous vivons, et dont l'action tend incessamment à modifier nos organes et les forces qui les animent, doit suffire pour prouver de quelle importance peuvent être ces mêmes objets dans le traitement des maladies, lorsqu'on dirigera avec habileté leurs impressions, de manière à leur faire produire des modifications capables de changer les affections maladives, ou de favoriser les effets des remèdes qu'indique la nature de ces affections.

Dans l'examen des modifications que le corps vivant reçoit de l'action des objets extérieurs, il importe de déterminer :

1.° Si l'influence des modificateurs n'est pas contraire aux vues que nous nous proposons, dans la cure de la maladie du sujet qui est actuellement soumis à cette influence. Lorsque les mêmes causes qui ont disposé ce sujet à une maladie ou qui l'ont provoquée, continuent d'agir sur lui, il est évident qu'elles ajouteront sans cesse à l'intensité des accidens morbifiques, et qu'elles rendront tous les soins du médecin infructueux. L'indication la plus urgente n'est-elle pas alors de soustraire le malade à l'impression des causes actives qui ont amené la maladie, et d'éloigner toutes les circonstances nuisibles (1)? La conduite que l'on tient alors peut seule assurer l'efficacité des moyens que l'on doit mettre ultérieurement en usage.

2.° On ne doit pas se contenter d'écarter ou de supprimer l'influence des circonstances extérieures, et des causes qui pourraient aggraver ou entretenir la maladie. Le médecin doit porter bien plus loin ses vues, relativement aux choses qui font la matière de l'Hygiène. Il faut qu'il change les qualités actuelles des agens hygiéniques, et qu'il les dirige de manière à déterminer dans le corps malade, des modifications favorables aux intentions qu'il a, de diminuer les accidens de la maladie et de la guérir. Le médecin doit transformer les agens hygiéniques en moyens thérapeutiques.

Pharmaceutique.

La Pharmaceutique nous fournit les moyens propres à remplir les indications auxquelles la Diététique ne saurait suffire. Elle se compose de la Matière médicale et de la Pharmacie.

La Matière médicale traite de l'histoire naturelle, physique et chimique des médicamens, de leurs propriétés, des doses auxquelles ils doivent être

(1) *Omnia vero ex præsenti statu transmovere, ægrotanti opitulatur. Si enim quod morbum facit, non transmoveris, augescit.* (*Hipp.*, *De locis affectis.*)

donnés, de la forme de leur exhibition, ainsi que du choix des organes par lesquels ils peuvent être administrés.

La Pharmacie s'occupe de la préparation et de la conservation des médicamens.

Action thérapeutique des médicamens.

Nous avons posé en principe, que l'essence de la maladie nous est inconnue. Cette ignorance nous met dans l'impossibilité de déterminer la manière d'agir des moyens curatifs. Nous ne pouvons établir avec exactitude, les rapports que les médicamens ont avec les états morbides qui les indiquent, pour en déduire leur mode d'action. Les affections maladives supposent une lésion des propriétés vitales, ou une altération de l'organisme, en tant que vivant, laquelle est inaccessible à nos moyens d'investigation. Connaît-on ce qui constitue le scorbut, la syphilis, les dartres, les scrofules, le cancer, et l'inflammation elle-même? Croit-on avoir donné une idée bien claire et bien exacte de l'inflammation, lorsqu'on a dit, que c'est une exaltation des propriétés vitales? L'inflammation nous est aussi inconnue dans sa nature, que toute autre maladie. Nous ignorons quel est le changement qui survient dans l'organisme vivant; quel est le mode vicieux des forces, des solides et des fluides, d'où dérive le mode inflammatoire.

Nous avons déjà prouvé que toutes les tentatives qui ont été faites depuis les premiers temps de la médecine jusqu'à nous, pour découvrir la nature des maladies, sont restées sans succès, et n'ont abouti qu'à nous présenter des hypothèses plus ou moins ingénieuses que l'imagination a enfantées et détruites tour à tour.

Nous avons prouvé aussi qu'il était impossible de ramener toutes les maladies à deux états viciés de l'organisation ou des forces qui l'animent; qu'il fallait, au contraire, reconnaître autant d'affections morbides que l'on remarque de différences dans les caractères essentiels des maladies, et dans les méthodes de traitement. Il faut, en effet, multiplier ces affections en raison de ces différences; et même pour peu qu'il y ait de l'incertitude sur l'identité de deux affections, on doit les considérer comme distinctes, et comme ayant quelque chose de spécial.

La connaissance que nous avons de la manière d'agir des médicamens, est une connaissance toute empirique; c'est-à-dire, que ce n'est que par une suite d'observations et d'expériences qui ont constaté les bons effets d'un médicament dans un grand nombre de cas analogues, qu'on est parvenu à déterminer les propriétés de ce médicament dans tel ou tel état morbide.

Les agens thérapeutiques produisent, dans tout le système vivant ou dans les organes en particulier, de vraies altérations qui diffèrent des altérations maladives, seulement par le résultat. Les modifications que ces agens déterminent dans le corps, pour y rétablir l'état de santé, sont des modifications propres que l'expérience clinique a constatées, et qui dépendent de l'impression de ces agens, ou de ce qu'on appelle l'*action thérapeutique.* Ces effets ne peuvent avoir lieu que dans un corps malade; ils résultent d'une action directe contre l'état de maladie, en sorte qu'on ne saurait toujours en rendre raison par les phénomènes qu'ils occasionnent dans un corps sain, ou dans l'état physiologique.

Une bonne Thérapeutique ne peut donc être faite *à priori*, c'est-à-dire, d'après les théories, que l'on s'est faites de la nature des maladies et de l'action physiologique des médicamens. Elle doit, au contraire, être fondée sur l'expérience clinique et composée *à posteriori.*

Le raisonnement doit être subordonné aux résultats des faits recueillis au lit des malades; car le raisonnement seul n'a pas plus fait connaître les cas où l'opium, le quinquina, le mercure, etc., sont indiqués, que la physique et la chimie n'ont servi à déterminer les propriétés médicinales de ces substances (1).

---

(1) *Monstratum enim in iis libris est, qui de medicamentis sunt inscripti, in quibus exercitatum esse censui, quisquis ex his commentariis fructum percipiet, nullam ejusmodi facultatem sine experientiâ inveniri; esset enim profectò felicitatis cujusdam munus, si quis inspecto lithargyro, aut castoreo, aut cantharide, protinùs eorum vires intelligeret.* (*Galen. Method. med. lib. IV. cap. III.*)

Il faut donc distinguer dans le mode d'agir des médicamens, l'effet thérapeutique qui se rapporte directement à l'état morbide, ou à l'indication, quelles que soient les explications qu'on puisse donner de cet effet, c'est-à-dire, quels que soient les phénomènes physiologiques qui se passent dans un organe ou dans tout le système, après l'administration de ces médicamens. La considération des phénomènes physiologiques que l'on observe après l'administration des médicamens, ne saurait suffire, dans tous les cas, pour arriver à la connaissance des effets thérapeutiques; ceux-ci sont des effets propres qui ne se rapportent qu'à l'affection morbide, ou au sujet de l'indication qu'ils sont destinés à remplir.

1.° En partant des effets physiologiques des médicamens, on est conduit à ne reconnaître qu'une seule propriété dans des substances qui en ont plusieurs, et à confondre des remèdes qui ne sauraient être assimilés sous tous leurs rapports. Le quinquina, par exemple, ingéré dans l'estomac, ou administré de toute autre manière, produit, d'abord, tous les signes d'une irritation plus ou moins vive. Mais peut-on dire qu'il n'a d'autre vertu que celle d'exciter ou de relever les forces, et qu'il n'est anti-périodique, que parce qu'il est tonique? S'il en était ainsi, pourquoi ne pourrait-on pas le remplacer par tout autre remède pris au hasard, dans la classe des toniques ou des excitans?

Le quinquina jouit de deux propriétés ; il est tonique et anti-périodique, et on ne saurait apercevoir aucune liaison nécessaire entre sa propriété générale tonique, et sa propriété spéciale anti-périodique (1).

On peut en dire autant du mercure, de l'opium et des autres substances dans lesquelles l'expérience clinique a constaté des effets généraux, et des effets particuliers qui constituent leur vertu propre et spéciale.

2.° Si l'on s'en tenait aux effets physiologiques des substances médicamenteuses, on serait obligé de soutenir, contre les assertions de tous les praticiens, l'inefficacité de certains remèdes, parce que de très-fortes doses de ces remèdes, prises dans l'état de santé, n'altèrent pas sensiblement le pouls, et ne produisent pas d'effets remarquables. C'est par une semblable raison que M. Alexander a cru que le castoreum n'est d'aucune utilité contre les maux spasmodiques. « Mais l'expérience seule, dit Barthez, doit déterminer si le castoreum n'est point spécifiquement adapté à de telles aberrations du systême des forces, qui ont lieu dans tel genre de maladie. Or, ce remède a été trouvé généralement utile pour les maladies nerveuses par un très-grand nombre de bons observateurs, depuis Hippocrate et Arétée jusqu'à nous (2). »

---

(1) V. M.r J. B. Bousquet : Revue médicale, t. IV, pag. 415.

(2) Nouveaux Élémens de la science de l'homme.

L'observation clinique nous fait reconnaître dans les médicamens des effets généraux par lesquels ils peuvent se réunir et se confondre, et des effets particuliers qui constituent l'action thérapeutique spéciale d'un grand nombre d'entr'eux. Il est certain qu'une substance qui accélère le mouvement circulatoire du sang, qui augmente la force du pouls, et élève la température du corps, est un moyen excitant, tandis qu'une autre qui produit des phénomènes opposés est un moyen débilitant; cependant on ne saurait conclure que tous les effets de ces substances se bornent à cette impression immédiate et sensible, et qu'elles ne possèdent pas d'autres propriétés qui constituent leur efficacité contre un état morbide donné, et desquelles résulte leur action thérapeutique propre.

L'analyse des effets des substances médicamenteuses y fait distinguer des propriétés générales ou communes, et des propriétés particulières ou spéciales. Les propriétés générales sont celles d'après lesquelles on a reconnu des remèdes toniques et excitans, et des remèdes débilitans et antiphlogistiques: tous les médicamens qui appartiennent à l'une ou à l'autre de ces classes, se ressemblent, et ils ne présentent d'autre différence que celle qui est relative au degré de leur activité.

Quant aux propriétés spéciales, un grand nombre de médicamens en sont pourvus; elles ont leurs indications propres dans lesquelles il serait impossible de les remplacer, si, comme nous l'avons déjà dit, il n'y avait plusieurs manières de résoudre le même problème thérapeutique, c'est-à-dire, plusieurs méthodes pour obtenir la guérison de la même maladie.

Les propriétés spéciales, lorsqu'elles se manifestent d'une manière évidente, ne sont autres que les propriétés spécifiques (1).

Si l'on prend le mot spécifique dans son acception rigoureuse; si l'on n'entend par spécifiques que les médicamens qui guérissent toujours et dans toutes les occasions la même maladie, on peut dire qu'il n'y a point de spécifique: car il est presqu'impossible de trouver deux maladies parfaitement semblables, deux tempéramens identiques, deux malades enfin, placés dans les mêmes circonstances sous tous les rapports. Une maladie n'est pas d'ailleurs réduite toujours à un état de simplicité tel qu'elle ne présente qu'une seule indication. Lorsqu'elle est compliquée, il faudrait que le remède réunît toutes les propriétés nécessaires pour remplir les diverses indications relatives à ses complications, afin qu'il fût toujours suivi du même succès. S'il n'y a pas de spécifique de maladie, il y a des spécifiques d'affection, et des indications qui peuvent être remplies par des moyens spécifiques. C'est ainsi que l'affection vénérienne est

---

(1) M. Bousquet, *op. cit.*

l'objet d'une indication dont le mercure est le spécifique. Mais supposez que cette affection ne soit point simple, et qu'elle se trouve compliquée d'inflammation, de scorbut ou de toute autre maladie, le mercure administré, alors, sans précaution manque son effet, et cela, parce que ce médicament qui n'a d'action que contre le principe syphilitique, exaspère les états morbides qui, dans ce cas, viennent le compliquer.

On entend par remède spécifique, celui qui, par une action dont ne peuvent rendre raison les analogies physiologiques, guérit une affection morbifique donnée, plus souvent que d'autres remèdes. Le quinquina, le mercure, etc., sont des spécifiques. Il ne faut pas exiger qu'un remède spécifique guérisse toujours la même maladie, sans aucune exception ; car, ainsi que nous l'avons dit, cette maladie peut présenter dans chaque individu des circonstances particulières, connues ou même inconnues et indéterminées, qui annullent l'effet spécifique du remède. C'est d'après un ensemble de faits nombreux et concluans, que l'on doit prononcer sur la spécificité d'un médicament.

Quelques auteurs nient en vain l'existence des remèdes spécifiques. L'expérience est là pour les contredire, et pour prouver la fausseté de leurs prétentions. Les moyens spécifiques offrent les ressources les plus précieuses de la médecine. Quel systématique, après avoir refusé toute spécificité au quinquina, ne se hâtera d'avoir recours à ce remède héroïque, s'il est atteint d'une fièvre intermittente pernicieuse ?

On doit admettre deux ordres de spécifiques, des spécifiques d'affection et des spécifiques d'organe.

Il est des substances qui portent particulièrement leur action sur un organe, plutôt que sur un autre. Il est un grand nombre de médicamens qui semblent choisir, parmi tous les organes dont se compose le corps, celui qui leur convient. Aussi a-t-on désigné cette faculté spéciale dont jouissent ces substances, sous le nom de *propriété élective.*

Il y a donc des propriétés spécifiques d'organe et des propriétés spécifiques d'affection. Celles-ci, relatives non à l'organe, mais à la nature de la lésion, se manifestent, quel que soit le siége qu'elle occupe. Le quinquina jouit de la même efficacité dans toutes les affections périodiques, quel que soit l'organe malade.

Les auteurs qui assurent que toutes les maladies sont des lésions de l'organisation, ne voient dans les médicamens d'autres facultés que celles de changer et de modifier cette même organisation, et de ramener ainsi les parties malades à leur état naturel, ou à leur structure primitive et normale. Mais il est prouvé que les substances médicamenteuses ont sur le système vivant une action indépendante des altérations organiques qu'elles peuvent produire. Les effets instantanés de certains moyens perturbateurs, fournissent un argument bien fort en faveur de l'action purement dynamique des remèdes, c'est-à-dire, de la propriété qu'ils ont d'agir directement sur les forces qui animent la matière organisée, sans amener aucun changement sensible dans celle-ci. D'ailleurs, s'il existe des agens qui attaquent et détruisent d'une manière directe la vie, sans atteindre l'organisation, pourquoi n'admettrait-on pas des moyens qui agissent aussi directement sur les forces du corps, pour les modifier de diverses façons? Car leur action ne se borne pas à exciter ou à affaiblir la puissance vitale. L'action thérapeutique ne saurait être réduite à deux modes généraux, l'excitation ou la sédation. De même qu'il faut reconnaître qu'il existe des maladies dans lesquelles les forces ne sont pas seulement modifiées en plus ou en moins, mais dans lesquelles elles sont viciées et dépravées, on doit admettre aussi des médicamens qui ont une action propre contre ces dépravations, qui les détruisent directement par des propriétés spéciales; et ces propriétés doivent les faire distinguer d'autres remèdes dont ils se rapprocheraient, d'ailleurs, par leurs effets immédiats et généraux.

Si tous les organes étaient immédiatement soumis à notre action, il suffirait de s'occuper de la recherche des moyens nécessaires pour changer leurs modifications vicieuses ; mais, comme la plupart d'entr'eux sont hors de notre portée, il faut, avant d'agir, savoir comment nos moyens pourront les atteindre.

Le corps vivant ne fait qu'un seul tout lié par la continuité et par les rapports des parties, et surtout par les forces vitales qui les animent.

Il est des organes principaux qui exercent sur tout le système une influence aussi active qu'étendue.

Enfin, certains organes, indépendamment des rapports généraux qui les unissent à tous les autres, ont entr'eux des relations spéciales plus intimes, qui sont le principe de leurs sympathies.

Il résulte de ces faits, qu'il suffit d'agir sur une partie, pour introduire dans tout l'organisme vivant, les modifications qu'on a d'abord déterminées dans cette partie ; et qu'en agissant sur un organe qui a une sympathie générale avec tout le système, ou une sympathie particulière avec un autre organe, il est possible d'occasioner dans tout le système, ou dans ce dernier organe, les modifications qu'on a excitées dans le premier.

L'absorption est sans doute un moyen puissant, à l'aide duquel les médicamens sont introduits dans le système vivant, et vont porter successivement dans les organes les modifications nécessaires pour y détruire les causes de leurs maladies. Ce qui prouve cependant que les remèdes n'agissent pas seulement par l'absorption de leurs molécules médicamenteuses qui arrivent aux organes, par l'intermédiaire des voies circulatoires, c'est, 1.° la promptitude avec laquelle se produisent quelques effets médicateurs, promptitude qui est incompatible avec la nécessité d'un certain intervalle de temps, pour que l'absorption se fasse; 2.° la manifestation des effets médicateurs sympathiques, lors même que le médicament a été rejeté au-dehors bientôt après son ingestion, en sorte qu'on ne peut pas supposer qu'il ait eu le temps d'être absorbé; 3.° la différence d'action qu'exerce une même substance médicamenteuse, suivant qu'elle est ingérée dans l'estomac, ou appliquée à la surface extérieure du corps, ce qui ne serait pas si elle avait été absorbée; 4.° le défaut de rapport entre les effets médicateurs des remèdes, et la quantité de la matière médicamenteuse. Ces effets ne sont pas proportionnés à cette quantité, mais à l'intensité de l'impression ressentie par la surface de l'application.

L'absorption seule ne saurait donc nous rendre toujours raison de l'action thérapeutique des remèdes; cette action est indépendante de l'absorption de leurs molécules. On est obligé de reconnaître qu'outre cette voie, les médicamens agissent en vertu de cette unité d'action et d'affection, qui fait de tous les organes vivans un système unique, et en vertu des rapports sympathiques généraux ou spéciaux, qui unissent ces mêmes organes entr'eux ou à tout le système.

1.° L'unité d'action et d'affection nous fait concevoir, comment des agens thérapeutiques, dont l'impression ne se fait sentir que sur une seule partie, peuvent communiquer et étendre les modifications qu'ils produisent dans cette partie, à toute la constitution, pour lui faire subir les altérations opposées à celles qui entretiennent la maladie. Tout est lié dans l'économie animale. Le système vivant est un, c'est-à-dire, qu'il y a dans tous les actes de la vie, une unité, une harmonie d'action, qui tient sous sa dépendance toutes les parties du corps, et fait qu'elles se transmettent réciproquement toutes leurs affections dans l'état sain et dans l'état malade; *consensus unus*, *conspiratio una*, *consentia omnia.* (Hipp.)

De même que les maladies doivent être conçues, comme des affections de l'unité vitale ou physiologique, qui en exprime les effets dans l'ensemble de la constitution ou dans un organe, et qui les manifeste par le dérangement de tous les actes vitaux, ou par le désordre des fonctions départies à cet organe, on doit reconnaître aussi que les médicamens n'agissent qu'autant qu'ils déterminent sur cette unité, des impressions qui s'étendent à tout le système, lorsqu'il est généralement affecté, qui retentissent en particulier dans l'organe malade, lorsqu'il existe une affection locale.

Ce n'est qu'en admettant cette unité qui lie entr'elles toutes les parties du corps, et en forme un seul système, dont tous les points communiquent et se correspondent, que l'on peut se rendre raison de la manière dont les substances médicamenteuses agissent.

2.° La connaissance des sympathies, ou des correspondances d'affection qui unissent d'une manière plus particulière certains organes entr'eux, ou avec tout le système, nous éclaire sur l'action des médicamens, en même temps qu'elle doit nous diriger dans leur application.

Les sympathies qui lient l'estomac et les intestins à presque tous les organes de l'économie animale, sont la principale cause de l'activité reconnue des moyens introduits par cette voie.

Tous les remèdes donnés à l'intérieur et introduits dans l'estomac et dans les intestins, déterminent sur ces viscères un effet dont tous les organes se ressentent bien, mais auquel l'organe malade est le plus sensible (1).

C'est ainsi que l'action des toniques, des anti-spasmodiques, etc., se passe d'abord dans le ventricule, et ensuite dans les organes, contre l'affection desquels on les dirige. Il en est de même pour les lavemens chargés de substances douées de ces propriétés médicamenteuses, dont l'effet se

---

(1) Consultez Barthez, Nouveaux élémens de la science de l'homme.

répète sympathiquement, de l'intestin sur les parties affectées (1).

Mais, indépendamment de ces sympathies générales dont quelques viscères principaux sont doués, il en est d'autres plus particulières entre certains organes. Il des cas où, sans recourir aux premières sympathies ou aux sympathies générales, on peut décider une modification dans un organe, en agissant sur un autre, avec lequel le premier entretient une correspondance sympathique spéciale. La connaissance de ces sortes de sympathies doit nous guider, pour le choix du lieu où il faut appliquer les moyens destinés à déterminer des altérations importantes. Lorsqu'on veut changer la direction des mouvemens et des humeurs, qui est vicieusement établie vers la matrice, on applique des ventouses sur les mamelles, avec lesquelles on sait que ce viscère est uni par des sympathies étroites.

Ce qui est bien digne de remarque, c'est que les sectateurs d'une doctrine qui fait jouer le plus grand rôle aux actions sympathiques, et surtout aux irradiations consensuelles des surfaces muqueuses gastro-intestinales, sont ceux qui prétendent que les médicamens ne produisent d'effets, qu'autant qu'il y a eu absorption de leurs molécules, et transport de celles-ci dans les voies de la circulation,

---

(1) Fr. Hoffmann, *De consensu partium, præcipuo Pathologiæ et Praxeos fundamento. Halæ.* 1717. § 36.

qui les transmettent aux divers organes malades.

Quoique l'effet des médicamens doive être le résultat d'une impression locale sympathiquement réfléchie sur tout le système, ou sur une de ses parties, pour que l'action imprimée aux forces qui les animent, devienne le principe des phénomènes médicateurs, soit généraux, soit locaux, il faut admettre aussi, que ces moyens modificateurs agissent par l'absorption de leurs molécules, ainsi que le démontre un grand nombre de faits. Mais quelle que soit la force des preuves que ces faits fournissent en faveur de l'absorption, on n'est point autorisé pour cela à dire, que tous les médicamens ne peuvent avoir d'action qu'autant qu'ils sont absorbés.

Les remèdes n'ont pas d'action absolue, nécessaire et rigoureuse. Leurs effets sont relatifs à la manière d'être de tout le système, ou des organes au moment où on les applique. Cette circonstance fait que les modifications qu'ils produisent, ne sont pas toujours les mêmes, et qu'elles varient d'après cette disposition générale ou particulière.

L'observation a prouvé que beaucoup de substances médicamenteuses ont des résultats qui, étant en rapport avec la condition actuelle d'un organe ou de toute la constitution, ne sauraient être toujours identiques. L'opium, le camphre, la digitale, etc., ont produit des effets opposés chez le même sujet, suivant qu'il se trouvait dans un état de santé ou de maladie, ce qui doit nous rendre très-circonspects dans les inductions que nous pouvons tirer, pour la détermination des propriétés des substances médicamenteuses, des expériences tentées sur l'homme en santé.

Dans l'état de maladie même, les médicamens ont eu des effets différens, suivant que le malade était disposé, de manière à favoriser ou à contrarier leur action. L'opium, chez les individus qui sont tourmentés par la fièvre, n'a d'autre effet que d'ajouter à l'excitation fébrile et d'augmenter l'insomnie. La digitale ingérée dans un estomac irrité, augmente cette irritation qui s'irradie alors à tout le système; et loin d'être sédative, la digitale accélère le mouvement circulatoire du sang, accroît la chaleur, la sécheresse de la langue, la soif, et devient excitante.

On doit donc reconnaître que les différences dans les effets des remèdes, dépendent non-seulement des différences de doses et de préparations de ces remèdes, mais encore des dispositions diverses où se trouvent les forces de tout le système, et celles des organes sur lesquels les remèdes agissent directement.

Barthez a expliqué le double effet que peuvent avoir plusieurs remèdes, par la considération de la nature des substances qui entrent dans leur composition, et par la considération de la disposition du corps qui peut se rencontrer dans des conditions variées, propres à favoriser l'action de l'une ou de l'autre de ces substances. C'est ainsi qu'il rend raison des effets différens et même opposés de l'opium et du camphre, qui agissent par leurs parties âcres et irritantes, lorsque le corps est disposé de manière à se prêter à cette action, tandis que l'influence de leurs parties calmantes et sédatives prédomine lorsque le corps est dans une condition favorable à l'action de ces parties. Il a réuni un grand nombre de faits, dont les résultats immédiats conduisent aux principes qu'il a établis sur la double action de ces médicamens (1).

Les remèdes, quoi qu'en disent les Solidistes, ont une action directe sur les fluides.

Les humeurs sont susceptibles de modifications vicieuses, dans leur crase ou dans la mixtion intime de leurs molécules constituantes, contre lesquelles l'expérience clinique a reconnu des agens thérapeutiques directs.

Les médicamens antiphlogistiques ont une efficacité bien reconnue, pour abattre l'incandescence et la raréfaction du sang et des humeurs.

Les remèdes résolutifs ont, sur le sang et les humeurs, une action qui en augmente la fluidité, ainsi qu'il est prouvé par les expériences de Freind, de Schwencke, de Boërhaave et de Van-Swieten.

---

(1) Nouveaux élémens de la science de l'homme.

Les médicamens astringens et styptiques opèrent la condensation du sang et des fluides, qui est rendue sensible dans un grand nombre de cas. C'est à cette action qu'on doit rapporter la formation du caillot, après l'administration de ces remèdes dans les hémorrhagies. S'il n'y avait en faveur de cette assertion un grand nombre d'observations cliniques, on pourrait l'étayer de l'expérience de Schulze.

Les remèdes anti-septiques, anti-scorbutiques, etc., ont la propriété de changer le mode vicieux du sang et des humeurs, qui est un des élémens des affections putrides, scorbutiques, etc.

On doit reconnaître, enfin, que, dans quelques circonstances, les médicamens peuvent agir par leurs propriétés générales chimiques et physiques.

Tels sont, Messieurs, les principes que je développerai dans le cours de Thérapeutique et de Matière médicale, dont je suis chargé. Les idées générales que je vous ai présentées, acquerront toute la clarté dont elles sont susceptibles, par les preuves sur lesquelles elles seront appuyées. Ces principes sont ceux d'une doctrine qui est fondée sur l'examen comparatif de l'universalité des faits fournis par l'observation. Les théories qui prennent leur origine dans cette doctrine, ne sauraient jamais nous égarer, puisqu'elles ne vont pas plus loin que l'observation, ou plutôt puisqu'elles ne sont que l'observation elle-même; tandis que les autres théories se hâtant de ranger d'avance tous les faits sous des principes généraux, qui ne se rapportent qu'à un petit nombre d'entr'eux, ou même altérant ces faits pour leur faire dire autre chose que ce qu'ils expriment, et pour les plier sous le joug de l'hypothèse déjà établie, nous induisent toujours en erreur.

C'est de l'observation qu'est née la Médecine; ce n'est que dans l'observation qu'elle a pu puiser ses premiers matériaux et ses principes constitutifs. L'observation a été et sera toujours le moyen le plus puissant de son perfectionnement; elle est la seule route que le médecin doive suivre dans la pratique, et le principal instrument de ses succès.

Noster in hoc opere scopus eò pertinet, ut dilucidè cognoscatur, quantum momenti in medicinâ afferat observatio. (Baglivi.)

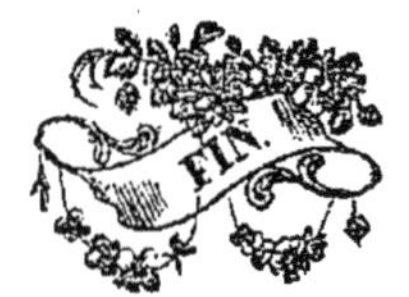

FAUTES A CORRIGER.

Page 15, ligne 15, de son siècle, *lisez:* de son temps.

— 34, — 6, après diathèses, *ajoutez:* humorales.

— 51, — 7, de faits, *lisez:* des faits.

— 59, — 13, de ces moyens, *lisez:* de ces substances.

— 86, — 20, ques, *lisez :* que.

— 92, — 13, à les combattre, *lisez:* à combattre ces vices.

— 124, — 22, les altérations de l'organisme vivant, *lisez:* les modifications de l'organisme vivant.

www.ingramcontent.com/pod-product-compliance
Ingram Content Group UK Ltd.
Pitfield, Milton Keynes, MK11 3LW, UK
UKHW020331230726
13925UKWH00002B/740

9 782013 697477